综合集成医学
经络调理师
培训教程

主 编 许忻

副主编 于晓彤 于婷婷

编 者（按姓氏拼音排序）

鲍传娟 蔡 莉 高利娜 蒋倩倩 刘 莹

马婵娟 孙雨欣 许 忻 于婷婷 于晓彤

张玉洁

中国教育出版传媒集团

高等教育出版社·北京

内容简介

　　综合集成医学是创新医学、系统医学、健康医学。本培训教程分八章，分别为综合集成医学概述、综合集成医学健康调理设备原理及介绍、古老的天人观、筋膜学说、常见疼痛干预调理技术、"三高"的综合集成医学观、人体经络与穴位，以及健康调理师岗位素养与职责。

　　本书适用于康复医学专业的学生，对于其他医学专业学生同样具有学习价值。本书还适用于有一定经验的基层社区医生，可满足基层社区群众的基本健康需求。

图书在版编目（CIP）数据

综合集成医学经络调理师培训教程 / 许忻主编 . --
北京：高等教育出版社，2024.4
　　ISBN 978-7-04-061746-7

　　Ⅰ. ①综… Ⅱ. ①许… Ⅲ. ①经络 – 按摩疗法（中医）
– 岗位培训 – 教材 Ⅳ. ① R244.1

　　中国国家版本馆 CIP 数据核字（2024）第 044152 号

Zonghe Jicheng Yixue Jingluo Tiaolishi Peixun Jiaocheng

策划编辑　吴雪梅　尹　璐　　责任编辑　尹　璐　　封面设计　裴一丹　　责任印制　赵　振

出版发行	高等教育出版社	网　　址	http://www.hep.edu.cn
社　　址	北京市西城区德外大街4号		http://www.hep.com.cn
邮政编码	100120	网上订购	http://www.hepmall.com.cn
印　　刷	北京鑫海金澳胶印有限公司		http://www.hepmall.com
开　　本	787mm×1092mm　1/16		http://www.hepmall.cn
印　　张	15.5		
字　　数	200 千字	版　　次	2024 年 4 月第 1 版
购书热线	010-58581118	印　　次	2024 年 4 月第 1 次印刷
咨询电话	400-810-0598	定　　价	106.00元

本书如有缺页、倒页、脱页等质量问题，请到所购图书销售部门联系调换
版权所有　侵权必究
物 料 号　61746-00

新形态教材·数字课程（基础版）

综合集成医学经络调理师培训教程

主编　许　忻

登录方法：

1. 电脑访问 http://abooks.hep.com.cn/61746，或微信扫描下方二维码，打开新形态教材小程序。
2. 注册并登录，进入"个人中心"。
3. 刮开封底数字课程账号涂层，手动输入 20 位密码或通过小程序扫描二维码，完成防伪码绑定。
4. 绑定成功后，即可开始本数字课程的学习。

绑定后一年为数字课程使用有效期。如有使用问题，请点击页面下方的"答疑"按钮。

新形态教材网 Abooks

关于我们 ｜ 联系我们　　登录/注册

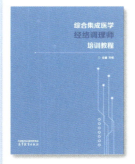

综合集成医学经络调理师培训教程

许忻

开始学习　　收藏

综合集成医学经络调理师培训教程数字课程与纸质内容一体化设计，紧密配合。数字课程资源包括案例分享、拓展阅读等，丰富了知识的呈现形式，在提升学习效果的同时，为读者提供思维与探索的空间。

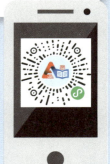

http://abooks.hep.com.cn/61746

综合集成压力波技术三字经

大宇宙，秘无穷。
天地人，合一统。
精气神，和谐生。
要健康，循内经。
道合术，中西融。
非对抗，建奇功。
大集成，显神通。
不打针，少吃药，
不住院，不吊瓶。
治未病，调慢病，
抗衰老，解难症。
力波入，寒邪出，
力波行，经络通。
气血顺，痛点崩。
辨寒热，阴阳平。
分表里，虚实清。
勤调理，保健康。
惠百姓，喜盈盈。
大健康，国运兴。
齐奋斗，中国梦。
共命运，求大同。

原国家人口和计划生育委员会主任

张维庆

序一

应作者为此书写一序言之诚邀，老朽欣然领命，在通读书稿之后，认定张维庆先生所撰《综合集成压力波技术三字经》已经是一篇非常好的序言，因为不能失言，只好再书一纸，权作赘序。

在 20 世纪 90 年代，医用压力波问世伊始，颇具超前思维的于晓彤就给予了其极大关注。经他不懈努力，国家食品药品监督管理总局认同并核准设备率先引入并应用于临床。从那时起，他就全身心地投入到压力波的医教研工作中。经过近 20 年的实践和研究，他积累了大量系统的、完全属于自己的实践经验和成果，依此推出已获得国家专利保护的，颇具前瞻性、科学性、引领性、实用性的综合集成压力波技术，助力"健康中国行动"，在奉献其绵薄之力的同时，也为中国卫生工作以"治病"为中心向以"健康"为中心的华丽转身提供了新鲜构思、新鲜技术、新鲜路径和新鲜经验，难能可贵，值得借鉴和赞许。

本书作者许忻是于晓彤团队里一位才华横溢、富有开放思维素质的研究和实践者，她运用的既不是指导西医的还原论，也不是指导传统中医的整体论，而是将两者辩证统一的科学系统论，用层次分明、重点凸显、深入浅出、图文并茂之编排，全面、精准地诠释了综合集成压力波技术的理论基础、技术理论、实践方法、疗效评估，在理论与实践相结合的层面上，书就这一部具有示范性的新时代综合集成医学又一杰作，可喜可贺。

本书是一部对于步入临床的年轻从业者及所有关注身心健康的跨学科、跨领域、跨层次的朋友们多有补益的读本，其所溢出的福祉，将随着时日之增加而凸显。

尽管前行之路是曲折的，但我相信综合集成医学的前景一定会更加美好。

崔健君

2023 年 10 月

序二

进入 21 世纪，中国老龄化进程加快。20 多年来，我们已经进入中度老龄化社会，目前 60 岁以上老年人已近 3 亿之多，且 70% 以上的老年人患有慢性病。

中国老年保健医学研究会坚持"治未病，调慢病，抗衰老"的指导思想，深入探讨老年慢性病的预防和调理。在这方面，以于晓彤教授为代表的分会主委们勤于学习、勇于探索、善于实践，做了许多开创性的工作。

《综合集成医学经络调理师培训教程》一书，是由于晓彤教授、许忻教授率领其团队精心编撰而成，此书详尽阐述了综合集成医学的相关理论，着重介绍了经络调理在慢性病防治中的实际效能。这一创新性研究成果为慢性病的防治工作提供了新的思路与具体示范，可以说，他们为老年健康保健园增添了一枝奇葩。

本书的初稿曾作为中国老年保健医学研究会 2018 年现代中医健康调理师培训的教程。经过几年的实践与完善，逐渐成为深受广大从业者欢迎的培训教程。大量的健康调理师通过培训，不仅提升了自身的专业水平，而且为我国健康管理事业注入了新的活力。

本书助力综合集成医学经络调理师的培养工作，推广经络调理方法，为大众提供科学、实用的健康指南，也让广大老年人获得更大的安全感和幸福感，本书的出版是"惠民生，暖民心，顺民意"的一大善举。

因时间与实践的局限性，此书的一些内容还有待完善，有些观点尚需推敲，但这并不影响这是一本立意新颖、观点明确、开拓创新的好书，值得从事老年健康保健事业的专业人员和莘莘学子，以及老年人阅读。

中国老年保健医学研究会会长

2024 年 3 月

自序

自 2014 年第 3 期《前沿科学》发表了《综合集成医学与非对抗疗法》一文，各界受益人群支持并督促将这一安全、有效、无毒无害的健康疗法大力推广，以满足广大人民群众日益增长的健康需求。在综合集成医学研究团队的鼓励与支持下，我斗胆执笔将综合集成医学近 20 年的成果呈现于纸上，供广大追求健康、致力于健康研究、积极推广健康理念的人群学习、借鉴。

综合集成医学的倡导者是于晓彤先生，我作为于先生的夫人，是综合集成医学的见证者，更是综合集成医学的受益者。作为见证者，我眼前总是浮现 10 余年前于先生在技术推广会上耐心细致的讲解，手把手指导技术爱好者如何正确操作；研究中期，我参与了于先生一次又一次的技术创新和实践创新，有幸与他一同体验并交流新技术应用于人体的感受，不断修正，以期达到最佳效果，我还亲眼目睹了一位又一位患者绝处逢生后的喜悦。作为受益者，综合集成医学非对抗疗法解决了我长达 30 余年不明原因的周身窜痛、20 余年顽固的血管神经性头痛及长年胃部不适等健康问题。一次又一次的实践验证了钱学森系统科学指导下的人体系统论综合集成医学非对抗疗法的安全性与有效性，充分证明"以人为本"是健康的前提和基础。

本书内容立足于综合集成医学理论，在钱学森系统思维的指导下兼收并蓄了多方理论，书中涉及的其他各方知识均借鉴于前人，取他人之所长为综合集成医学之所用。综合集成医学并非全新的医学，但综合集成医学重新诠释了人体健康与疾病的关系，用开放性思维平衡人体的物质、能量、信息三者之间的关系，用辩证的观点审视非健康态的表象与实质，用创新性思维借用现有先进技术或设备拓展原有技术的应用方法及应用范围，通过非对抗疗法，有效、无创、无毒、无害地解决长期困扰患者的健康问题。

综合集成医学关于人体健康的研究还涉及更多学科，比如本书中未提及的心理学、运动学、食学、社会学等。因笔者学识有限，仅将目前相关程度较高的内容罗列于纸上，不足及尚待完善之处还请同行不吝赐教。

本书起草于 2022 年 10 月，基础是《洽圩综合集成健康调理师培训手册》，后经团队同仁共同参与，重新整理，补充了近几年新的技术应用并增添了真实案例，特邀崔健君教授为本书作序。同时，本书的顺利出版得到了高等教育出版社的大力支持，在此一并表示感谢！

综合集成医学研究的出发点是"以人为本"的主动健康理论、技术与方法，通过提升人体自主健康功能，以适应复杂的环境，逐渐替代防御性治疗、被动健康的方法。要达成"人人健康"的终极目标，需要更多主动健康人群的共同参与。

2023 年 11 月

健康调理师誓词

我们是中医文化的传承者、追随者和实践者。关爱生命、守护尊严是我们的使命，呵护人类健康是我们的不懈追求。我们将秉承医者仁心、尊重师承、勤于实践的理念，精技善能，以疗效捍卫现代中医健康调理师的价值和尊严。

目录

第一章

综合集成医学概述

人类几千年的繁衍生息记录着人与自然界相生相携的点滴，医学在健康与疾病的长期博弈中悄然产生并逐步发展起来。纵观古今中外的医学发展史，大致可分为原始医学、古代经验医学、近代实验医学、现代科技医学几个阶段。

一、不同认识论下的医学

文艺复兴之后，伴随着科学技术的更新迭代，西医得以快速发展，并逐渐在基础医学研究和临床医学应用等方面占据主导地位。西医借助先进的设备，从人体结构入手，层层递进，逐步深入到细胞、基因等领域，在揭示生命奥秘方面取得了突破性成就，改写了原始的医学模式，在人类疾病的研究方面做出了巨大的贡献。

西医是西方文化的集中体现，它是构建在西方主流哲学思想、认识论和方法论基础之上的。古希腊不同流派的本体论学说关于世界本质的内容对医学家的认知产生了深刻影响。德谟克利特关于人是一个小宇宙的理论、勒内·笛卡尔的二元论、培根的认识论、拉·梅特里在《人是机器》中提出的机械医学观等被后人称为还原论思想体系的不同流派，它们均在不同程度上对西医的产生、发展发挥了极为重要的推动作用。

所谓"还原论"，是将研究对象从其所处的环境中抽离出来单独进行分析的方法论原则。简而言之，就是把复杂的系统或者现象、过程层层剥离，去除周围不重要、不必要的干扰因素，将主体的部分进一步逐层、逐个进行分析研究。还原论是西方科学思想的精髓，也被认为是迄今为止自然科学研究的最基本的方法。

还原论思想指导下对人体的研究将人体分解为运动系统、呼吸系统、消化系统、循环系统、泌尿系统、神经系统、内分泌系统、免疫系统、生殖系统九大系统，并进一步研究各系统的构成、功能和作用，以及组成这个系统的各个器官、组织，直至微观层面的细胞、蛋白质、遗传物质、分子、原子等。

还原论在生命研究中的价值无可替代。典型的机械论认为，通过拆分，可以将复杂结构从立体转化为平面，进一步解析各结构之间的工作关系。某一个结构发生异常可导致整体异常，将异常结构剔除或替换就可以解决问题，这在还原论指导下称为理论可行。但在现实的医学领域，对人体以上述方法进行研究并不十分妥当。人不是简单的结构型、机械性的个体，比如人的精神、心理、思维等方面，是无法通过无限拆分去展开研究的。同时，人体局部之合并不能与"人"画等号，也就是说构成人体的基本物质结构的组合是无法还原人体整体功能的。

我国拥有自己独特的医学理论体系——中医，它是以整体论作为认识基础的。中医将人体视为一个有机的整体，人体的形体、组织及五官九窍都可纳入以五脏为中心的藏象系统，通过经络的联系，将人体所有的脏腑、孔窍及皮肉筋骨等连接成一个统一的整体；同时，人生存于社会与自然环境之中，因此人与自然环境也是一个整体，古时的农耕部落就随着四时变迁，日出而作，日落而息。

与还原论只关注结构不同，整体论更关注功能。古老医学认为，人体内外达到动态的阴阳平衡时，才是身心俱健的最高生命境界。中医认为，六邪（风、寒、暑、湿、燥、火）是影响人体的外因，七情（喜、怒、忧、思、悲、恐、惊）是影响人体的内因，正是这内外因的相互作用最终导致疾病的产生，因此疾病干预不是简单直接地对抗病邪，而是修正失衡的同时激发自身的防御体系以提高自愈能力，从而与自然界的病邪达到相安无事的共存状态。

还原论下西医的研究内容是病症与各项检验指标之间的一一对应

关系，治疗目标在于将各项指标控制在正常范围内；整体论下中医的研究对象是"人"的内部之间、内外之间的相互关系，目标在于促进生命过程的自我实现、自由发展及自体和谐。

二、综合集成医学的概念及其内涵

综合集成医学是在钱学森的系统论思想指导下，运用阴阳五行学说，结合《黄帝内经》等传统医学理论，经过不断的临床实践、总结，再实践、再总结而形成的极富中医现代内涵的健康医学理论体系。由洽圩（北京）综合医学研究院院长于晓彤及其科研团队首创，是对祖国传统医学的传承和发展。

系统论是研究系统的结构、特点、行为、动态、原则、规律及系统间的联系，并对其功能进行描述的理论。系统论的基本思想是把研究和处理的所有对象及周边事物看作一个整体系统来对待。系统论的主要任务就是以系统为对象，从整体出发来研究系统整体和组成系统整体各要素的相互关系，从本质上说明其结构、功能、行为和动态，以把握系统整体，达到最优的目标。

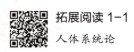

拓展阅读 1-1
人体系统论

系统论并不神秘，简单来说，系统就是常人眼中众多看得见的东西与众多看不见的东西存在着某些难以分割的关系，可以把看得见的东西称为硬件，在系统学中称为结构，在阴阳学说中为阴；而看不见的东西称为软件，在系统学中称为功能或实现功能的路径，在阴阳学说中为阳。这些软件与硬件、结构与功能、阴与阳相互关联共同组成系统，而关于它们之间相互影响的关系及如何达到最佳状态的研究就是系统论。

钱学森先生很早就提出人是开放的复杂巨系统的理论。首先，人是自然系统中的一部分，它与天地万物，自然演变相携而生，因此人存在于开放的系统中；其次，人是由五脏六腑（中医理论），人体九大系统（西医理论）共同组成，协同工作，因此人体是一个巨大的系统；最后，人生活在人为系统中，受各类社会因素、人文因素、个体思维因素的影响，因此人体系统是复杂的。

综合集成医学指导下的非对抗疗法，对人体进行精细诊断、精准干预、精确调理，以达到天地人、精气神协调统一的效果。综合集成医学在系统科学的指导下，对以《黄帝内经》为代表的传统中医的理论和方法重新进行诠释，它的哲学基础是还原论和整体论辩证统一的系统论。在认识人体功能态时，必须坚持将传统中医整体论的思维方式、方法与钱学森先生的系统科学思想有机结合，依托现代医学技术，将医学检测结果和干预调理设备有机融合，克服、弥补传统中医自身无法克服的模糊性缺陷，实现对人体健康状态的精密分析、精准干预。

拓展阅读 1-2
综合集成医学与
非对抗疗法

综合集成医学是研究"健康"的医学，其特点可以被概括为：①定性研究与定量研究有机结合，贯穿生命全周期；②科学理论与经验知识结合，把人们对客观事物的点滴认识综合集成，解决问题；③应用系统思想把多种学科结合起来进行综合研究；④根据复杂巨系统的层次结构，把宏观研究与微观研究统一起来；⑤人－机、人－网结合，以人为主的健康决策体系，依托计算机系统和人工智能技术，构建管理信息系统、决策支持系统，打造综合集成的功能。

综合集成医学是建立在人的生理与心理的综合集成、人与环境的综合集成、人的宏观与微观的综合集成、主观认识与客观认识的综合集成的基础上的。综合集成医学将人体分为开放的复杂巨系统、复杂巨系统、复杂系统、简单巨系统和简单系统等不同层面进行研究，并在此基础上以辩证的观点来认识和看待人体健康与疾病。

综合集成医学认为，经络学说是祖国医学基础理论的核心之一，源于远古，服务当今。经络是人体的重要结构，是以肉眼不可见的形态遍布机体的信息网络系统，是信息流的载体，并能按照生物钟规律自主运行于人体开放复杂巨系统、复杂巨系统、复杂系统、简单巨系统、简单系统中，调节各系统的物质流与能量流，对维持、调节人体系统健康具有至关重要的作用。所以经络是干预人体系统运行的重要信息通道。

综合集成医学的理论探索与实践证明，通过对人体经络系统的特定性干预，能有效改善人体系统功能与运行状态，是解决人体多种健康问题的重要途径。以人体经络为干预路径，通过对人体经络系统进行保健、康复与重构，能够有效恢复和维持人体物质流、能量流的相对平衡与动态稳定，进而达到提高生活质量、改善功能、消除病因的目的，最终实现人体健康态。

综合集成医学应用综合集成疗法，对人体这一开放的复杂巨系统进行探索研究，开辟了一条重新认识人体的路径，它在理论和实践上都具有重大的意义。

综上所述，综合集成医学体系扎根于博大精深的中国传统医学，兼收并蓄，融合现代系统理论、现代医学成果，有效利用现代科技设备，在当今中医现代化研究和发展进程中独树一帜，具有综合辨证、无药无创、"调"效显著的鲜明特点。

三、健康与疾病的定义

健康与疾病是人生命过程中的两种不同的状态。这两种状态既相互对立又相互交织。健康与疾病之间的博弈，决定了人生命的质量与长短。

（一）健康

世界卫生组织（WHO）在 1948 年成立之初，对健康有了明确的定义，后于 1989 年对健康的定义进行了修正，即健康不仅是没有疾病，而且包括躯体健康、心理健康、社会适应良好和道德健康。明确提出一个人的健康状态通常表现为以下方面。

1. 有充沛的精力，能从容不迫地应付日常生活和工作的压力而不感到过分紧张。

2. 处事乐观，态度积极，乐于承担责任，事无巨细，不挑剔。

3. 善于休息，睡眠良好。

4. 应变能力强，能适应外界环境的各种变化。

5. 能够抵抗一般性感冒和传染病。

6. 体重适中，身材均匀，站立时头肩、臂位置协调。

7. 眼睛明亮，反应敏锐，眼睑不易发炎。

8. 牙齿清洁，无空洞、无痛感，牙龈颜色正常，无出血。

9. 头发有光泽、无头屑。

10. 肌肉、皮肤有弹性。

中医对健康的定义可以追溯到春秋战国时期。《黄帝内经》开篇即明确了健康的内涵：一个健康的人必须在天时、人事、精神方面保持适当、有层次的协调。一个真正健康的人应该符合以下三个条件：①合天时，"处天地之和，从八风之理，法于阴阳，和于术数"；②合人事，"适嗜欲于世俗之间，无恚嗔之心，行不欲离于世，被服章，举不欲观于俗，外不劳形于事，内无思想之患，以恬愉为务，以自得为功"；③养肾惜精，"志闲而少欲，心安而不惧，形劳而不倦，恬淡虚无，真气从之，精神内守，病安从来"。

中医提倡"天人合一"的理论，认为"人身小宇宙，宇宙大人身"。一个人的生命、身体、健康和疾病都和周围的自然环境有着密切的关联。人要与周围的环境保持和谐，选择有规律的生活方式，做到身体的"形"（即肉体）和"神"（即精神）的统一，只有"阴平阳秘"，才能终享天年。

综合集成医学认为，健康是人的整体状态，是宏观概念。人身体的任何局部和人体内微观层面的细胞或基因的状态都无法代表健康，影响健康的因素是多方面的。排除伴随年龄增长，生理功能逐步衰退引发阴阳失衡，可能出现各种健康问题外，在整个成长过程中，人的健康会受到各种各样因素的影响，如季节和天气的变化，环境的污染，生活、工作和学习中的压力，情绪的变化，药物使用，生活方式等。这些外部和内部因素交织在一起，对健康构成威胁。

综合集成医学注重日常生活、工作、学习、社交等活动中人体各系统功能态的自然表现及相互间的协调关系。单一或多个系统功能态出现异常时个体自我调节及外界干预情况决定功能态的正负翻转概率。体检数据可作为系统失衡纠偏时切入点的辅助参考。

作为开放的复杂巨系统，人体各子系统之间存在着复杂的关联。要想保持健康状态，只靠调节某个系统是不可能的，所谓人的健康是功能态在内部结构和外部环境共同作用下正常运行的结果。在整体系统中，各子系统互相关联、制约，整体功能处于一种动态平衡状态。

（二）疾病

疾病是一种异常生命活动过程，可引发代谢、功能和结构等方面的异常变化，表现有感觉、体征和行为的异常。现代医学常用检查指标衡量人体疾病状态。

世间万物为一整体，人体系统也不例外。关于疾病的原因，中医学认为人体系统失衡是根本，即阴阳失衡，正所谓"阴平阳秘，精神乃至""一阴一阳之谓道，偏阴偏阳之谓疾"。具体而言，人体系统主要由脏腑组成，脏腑之间通过经络按照一定的规律形成相生相克关系。在生克制衡关系中，任何一个部分过于强大或过于柔弱，都将导致系统失衡，脏腑关系出现不平衡，疾病将随之产生。

当人体系统处于平衡态时，外在表现正常，各脏腑之间功能表现正常，经络联络正常，微观层面各种微生物、化学物质、致病因子之间也相安无事。此时，人可以适应外界各种环境。当人体系统出现失衡时，宏观层面表现为外观异常、脏腑功能异常，经络联络异常，人体内环境及外环境的异常变化可导致一个或几个局部的微观层面的微生物及化学作用异常，会改善或加剧结构和功能的异常表现。可见宏观的变化可以触发微观的活动，微观的活动可以改变宏观的结果。

综合集成医学理论下经络系统有平衡态（健康态）、失衡态（亚健康态）、紊乱态（亚疾病态）、障碍态（疾病态）几种状态。对失衡态的经络系统采用经络保健疗法，能防止失衡态进一步恶化，使失衡的经络系统恢复平衡的健康态；对紊乱态的经络系统，采用经络康复疗法，阻止经络系统发展到障碍态，使之逐步恢复自组织、自适应、自调整、自修复的平衡态；对于障碍态的经络系统，采用经络重构疗法，实现人体新的动态平衡，阻止系统障碍进一步恶化。

不同疾病的状态是分层级并逐步递进的，它可以由表及里，从轻到重，人体在轻症时通常可以自己恢复，即所谓的自愈。若此时人体遭受外界不利因素影响，如季节变化和天气骤变、情绪剧烈波动、错误用药或生活方式不适当等，就可能加剧失衡，从而使表证变为里证，由轻症变为重症，进而引发多脏器、多系统异常加剧。

四、综合集成医学干预调理与健康

治疗疾病的是第一医学，预防疾病的是第二医学，康复疾病的是第三医学，激发潜能的是第四医学。

近现代医学是关于疾病的医学，将改善疾病异常活动的过程称为治疗；综合集成医学是关于健康的医学，保持或恢复健康的过程称为健康干预调理。

西医的治疗，借助常规人群的生理数据范围，站在以消灭疾病为中心的出发点，通常采用药物控制检测指标使其回归常规人群生理数据范围，借手术切除占位。

综合集成医学认为，维持健康是人体最基本的能力，这种能力的核心表现是人体的自组织、自适应、自调整和自修复。其中，自组织更多地体现在人体系统演化、发育过程中，从宏观与微观层面维持和调节人体生理与心理正常运行的物质流、能量流、信息流的涌现，对维持人体系统健康运行起决定性作用；自适应、自调整、自修复则是人体因内外环境异常情况不同而产生的逐级递进的自我调节机制，在自我调节过程中，协同自组织功能，通过修正宏观与微观层面的物质流、能量流、信息流涌现的经络系统，触发系统更高层级的自修复功能，使人体系统达到动态平衡。人体这种自修复体现在人体对病态生理与异常心理的自我调节方面，通常称为自愈力。

人体维持自身健康的能力是与生俱来的，其内在潜力远超现代医学研究对人体的认知。当人体的自组织、自适应、自调整和自修复能力无法满足维持人体系统运行的基本需求时，人体系统就会丧失不必要的功能以维持最低生存需求，进而引发结构异常或功能障碍，人表现为亚健康态、亚疾病态，更严重者进入疾病态，出现不同的生理症状的同时还会产生异常的心理行为。此时，借助经络保健、康复、重构疗法的他组织干预，可重启失衡或障碍的自调整、自适应、自修复功能，重新建立人体系统的动态平衡，进而实现人体的健康态。

综合集成医学认为，维持人体健康态和解决人体健康问题必须超越现有医学研究对人体认知的局限性。西医以客观认识为基础，构建了现有人体机械结构理论，过分强调定量分析，忽视了人的整体性；中医以主观经验认知为基础，过分强调整体性功能状态，缺少对局部的定量分析。综合集成医学将中医整体性经验认知与西医以客观认识为主的定量分析综合集成，从系统的层面以创造思维（逻辑思维与形象思维的辩证统一）方式对维持人体生物特性的物质流、能量流、信息流涌现的经络系统进行综合集成分析，进而找到可能导致人体系统失衡与障碍的主要原因。

综合集成医学的健康干预调理是以人为中心的，因为疾病的发生不仅取决于外因（外邪入侵），还与人的内环境密切相关，许多疾病是机会性疾病或条件性疾病，即只在人体自身抵抗力低下的情况下发生。因此健康干预调理本质是"扶正祛邪"的过程，是恢复系统平衡的过程，旨在改善人体的内环境，激活机体的自然潜能，提高其自愈和免疫能力，进而实现病痛自我消除、人体功能态全面提升的目的。

综合集成医学的发展尚处于初级阶段，目前正围绕着"治未病、调慢病、抗衰老"的中心逐步探索。综合集成医学在用效果重新诠释人体脏腑之间、气血运行和脏腑之间、气血运行和穴位及经络之间的相互关系和作用，先后对系统性红斑狼疮、银屑病、带状疱疹、白癜风、高血压、糖尿病、孤独症、阿尔茨海默病、脑卒中、肌萎缩侧索硬化（俗称渐冻症）等疾病患者进行了干预，患者短期整体功能状态和生活质量大幅提升，在医学检验及影像学检查方面也有明显改善。随着样本量的不断扩大和临床研究的不断深入，更多的人体健康奥秘将被揭示，更多有助于提升人类健康和生活质量的理论、方法会被验证并被补充到综合集成医学中来。综合集成医学将与其他医学体系并肩为呵护人类健康做出应有的贡献。

数字课程学习……

🖥案例分享　　🖥拓展阅读

第二章
综合集成医学健康调理设备原理及介绍

波是和人类生命活动密切相关的一种物理形式。人们在水边看到的涟漪，日常听见的声音，太阳光照射获得热能等都与波有关。

波——振动的传播形式，即某一物理量（粒子、声、光、电等）发生振动或扰动，在空间内或通过介质相互传递的运动形式。波根据物理量与传播介质的不同大体分为机械波（声波、水波）、电磁波（光波）等。波具有周期性，可以传递物理量携带的能量。

一、聚焦式冲击波

19 世纪末，奥地利物理学家、哲学家恩斯特·马赫发现了一种物理现象——激波，现常被称为冲击波。冲击波是一种复杂机械波，当高速运动物体的速度大于声波速度时，会使空气发生极度压缩，聚集巨大能量，产生机械波。这种机械波在产生时，会伴随巨大的声音，具有超乎寻常的破坏力和放电、发光现象。自然界中雷电、地震的发生，超音速飞机、核试验等均伴随着冲击波的产生。

图 2-1 展示了常见机械波的波形，λ 是波长，即一个周期内波传递的位移或距离，纵坐标代表机械波的振幅，即波所携带的能量；图 2-2 展示了冲击波的波形，冲击波的波幅很高，能量很大，因此具有一定的破坏性。

1980 年，人造冲击波产生，欧洲科学家通过有效控制其能量，研制出了第一台液电式体外聚焦冲击波治疗设备，用于人体泌尿系统体外碎石。在随后的 10 年里，设备不断更新、改进，压电式聚焦式冲击波设备、电磁式聚焦式冲击波设备面市，这几种不同形式的聚焦式冲击波的区别是发射源不同

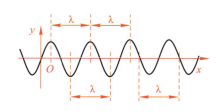

图 2-1　常见机械波的波形

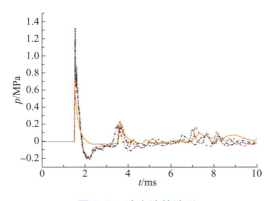

图 2-2　冲击波的波形

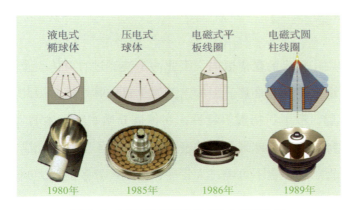

图 2-3　不同形式的聚焦式冲击波发生器

（图 2-3）、汇聚方式不同、聚焦区能量不同，聚焦式冲击波简称 ESW。

聚焦式冲击波的主要物理参数有：压力峰值 10～100 MPa，相当于大气压的 100～1 000 倍；压力上升时间 10～100 ns；波长 1.5 mm；脉冲持续时间为 0.2～0.5 μs 等。聚焦式冲击波的焦点设定在压力分布模型所受压力为压力峰值 50% 范围内。这一区域被称为 -6 dB 聚焦区（FWHM）。冲击波作用于聚焦区的治疗效果取决于该区域获得能量的有效控制（图 2-4）。

聚焦式冲击波波源直径比焦点直径大，作用区域较深，冲击波的能量需要通过一个较大的耦合区域（水囊）将能量导入体内，将大部

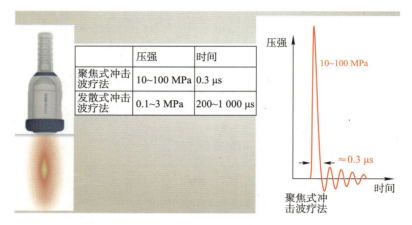

	压强	时间
聚焦式冲击波疗法	10~100 MPa	0.3 μs
发散式冲击波疗法	0.1~3 MPa	200~1 000 μs

图 2-4　聚焦式压力波波形及物理参数坐标图

分能量作用于较小的聚焦区内，因此冲击波经过时对体表及经过的组织几乎不造成损伤和疼痛。但冲击波属于机械脉冲波，因此具有波的折射、反射、散射、衍射等特性，在传播介质密度发生明显改变时，会发生能量衰减，因此聚焦式冲击波在治疗中不能经过充满气体的器官如肺、胃、肠，也不可经过大骨骼，否则将导致能量大幅削减，也可能对经过器官造成损伤。

聚焦式冲击波具有声学界面的直接破坏效应，也叫崩解效应。冲击波与超声波最大的区别是超声波对经过的组织会产生频率为几兆赫的高频交变振荡，可引发组织发热、撕裂、高振幅空化。而冲击波的作用是沿传播路径上的直接动力作用，这种动力遇到声阻突然改变（密度突然改变）的界面时，会发生强大动量改变，释放能量以击碎结石或骨小梁，但在均匀介质中（水、组织）几乎不会发生。图 2-5 是聚焦式冲击波治疗肾结石示意图，图 2-6 是冲击波碎石试验光学记录。

在对冲击波的进一步研究中，科研人员发现，除了显而易见的崩解效应外还有一种细微的间接效应——空化效应。空化效应发生在水

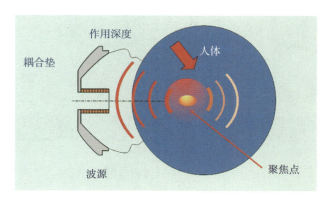

图 2-5　聚焦式冲击波治疗肾结石示意图

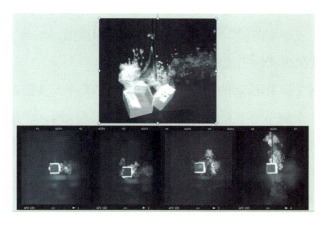

图 2-6　冲击波碎石试验光学记录

中或组织液中，水或组织液中存在一定数量的细小的气泡，冲击波经过组织液时会压缩液体中的气泡并穿过气泡引发气泡破裂，气泡破裂的同时产生微射流，微射流可达到 100～700 m/s 的速度，具有很强的能量和穿透力，在协助崩解结石的同时可穿透毛细血管的管壁，或穿透细胞膜，导致毛细血管微损伤或破坏细胞，这种破坏可形成微创伤式修复，刺激细胞再生。空化效应在聚焦区较为显著，但在冲击波路径上也会发生（图 2-7）。

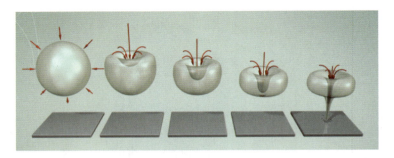

图 2-7　空化效应模型

冲击波的深入研究又发现，冲击波还具有机械传导效应。当冲击波穿过组织时，会因压力梯度作用形成剪切力、张力，作用于经过的组织、细胞或细胞间质，引发细胞变形，刺激或激活细胞，促进细胞再生。早期聚焦式冲击波的临床应用见图 2-8。

西方科学家在长期的临床实践中逐渐发现冲击波的副产品对肌肉、骨骼、肌腱等部位的损伤具有较好的修复作用，于是将研发重点转向如何有效控制并降低输出能量以更好地将冲击波应用于人体软组织的修复。

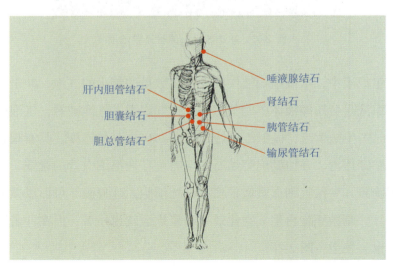

图 2-8　早期聚焦式冲击波的临床应用

二、发散式压力波

20 世纪末，气压弹道式压力波设备研发成功，其主要应用方向是骨及运动系统辅助康复，该设备于 21 世纪初被引入中国。压力波与冲击波的发生原理截然不同，但因二者临床应用范围及治疗效果接近，故压力波成为冲击波的低成本替代品，也被误称为发散式冲击波（RSW）。

发散式压力波也被称为气压弹道式冲击波，由固体高速碰撞产生，波长 0.15 ~ 1.5 m。利用压缩空气加速作用于弹射体（子弹），子弹速度可达 5 ~ 25 m/s，当子弹撞击到换能器（探头）时，速度突然减慢。子弹在与探头相撞过程中完成能量转移，小部分能量转换为声能，大部分能量转移到探头上，同时推动探头短距离平移（一般 < 1 mm），使探头获得速度为 1 m/s 左右的动能，能量继续传递到接触点的皮肤组织上，以阻尼振荡方式向体内扩散传递压力波，直到换能器的速度降至零时完成一个压力波周期（图 2-9）。

能量密度是压力波作用人体的重要参数之一，探头接触人体的瞬

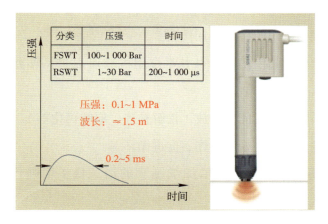

图 2-9　发散式压力波波形及物理参数

间，能量密度随着距离的加大而快速减弱（以 $1/r^2$ 的比例衰减），所以与聚焦式冲击波截然不同的是，探头接触点处所接收的能量效应最强（图 2-10）。

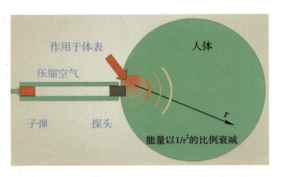

图 2-10　发散式压力波的产生及其表面效应

三、压力波的物理效应和生物效应

1. 机械作用　压力波在传播过程中具备一定的声学特性，在不同的声阻界面会产生拉力与压力，对作用材料产生机械性破坏作用，在人体内有助于松解组织粘连和粉碎组织内钙盐沉积。

2. 空化效应和触变生物效应　压力波在介质中传播时会产生一系列的空化泡，这些空化泡在运动中生长、振荡、破裂，释放能量，可改善人体细胞、组织微循环和代谢。

3. 压力波应用于临床的主要作用机制可以进一步细化为以下方面。

（1）声学边界的能量释放（松解粘连、崩解钙化等）。

（2）空化作用（松解粘连、促进循环）。

（3）细胞活性作用，增加细胞膜的通透性（增强代谢、物质交换）。

（4）刺激微循环（血液、淋巴）。

（5）释放 P 物质（治疗疼痛）。

（6）减少非髓鞘神经（治疗疼痛）。

（7）释放一氧化氮（舒张血管、增强细胞新陈代谢、促进血管新生、抗炎）。

（8）抗菌作用。

（9）刺激生长因子（促进血管、骨骼、胶原蛋白新生）。

（10）刺激干细胞（刺激组织新生、治疗创伤不愈合）。

发散式压力波在骨科的应用见图 2-11。

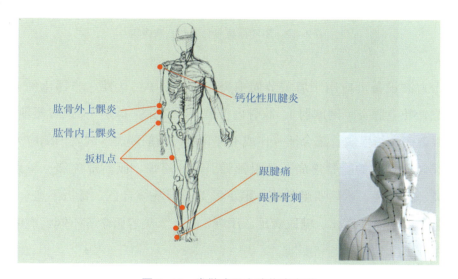

图 2-11　发散式压力波临床应用

四、压力波的西医临床适应证

不同能量的波在人体不同组织中的作用效果不同，相对而言，高能量冲击波可以有效破坏体内坚硬的物质（如结石或钙化的软组织），而能量逐步降低则可以对肌腱、血管甚至细胞产生不同影响，同时还可以改变微观环境，刺激细胞产生缓解疼痛的 P 物质等（图 2-12）。

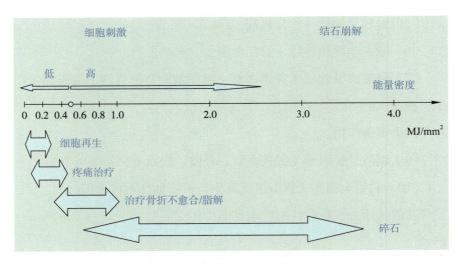

图 2-12　不同能量压力波的临床应用

压力波设备可应用于肩关节周围炎、肌腱炎（钙化性、非钙化性）、肱骨外上髁炎（网球肘）、肱骨内上髁炎（高尔夫球肘）、颈肩僵硬、跟腱痛、指甲髌骨综合征、伴或不伴骨刺的跖筋膜炎、胫骨内侧应力综合征导致的胫骨疼痛、足跟骨刺引起的疼痛、骶髂部疼痛、滑囊炎、腱鞘炎、术后肌腱粘连、颞下颌关节紊乱综合征、骨折不愈合、股骨头缺血性坏死、糖尿病足、压疮、烧伤、美容医学等不同疾病或领域。

五、综合集成医学健康调理设备介绍

2003 年，洽圩（北京）综合医学研究院引进 MP 系列冲击波（发散式压力波）设备，在长期实践过程中，将祖国传统医学、人体系统论与该设备有机结合，形成了较为科学的现代中医健康调理干预体系。为提高临床适用性，团队与设备生产公司深度合作，开发了专用探头，进一步扩大了发散式压力波设备的应用范围，结合人体经络、穴位的刺激，从运动系统辅助康复入手，扩展到系统性疾病如肿瘤、脑卒中、系统性红斑狼疮等疑难疾病的干预调理。

综合集成医学健康调理设备具有适应证广泛、安全有效、精准、稳定、无创、便携、易于操作、诊治一体的特点。目前常用的健康调理设备有 MP50、MP100、MP200 三种型号（图 2-13）。三款设备工作原理相同，主要区别在于能量控制方式，MP200 型设备为压缩机与主机分离的分体式设备，能量输出控制更加精准、稳定，适用于医疗场所；MP50 及 MP100 型设备为一体式设备，具有便携的优势。MP100 型设备结构紧凑、操作简单、易于维护（图 2-14）。

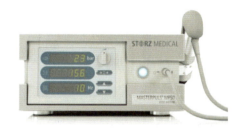
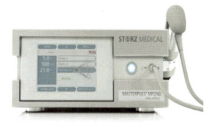

图 2-13　MP50 及 MP200 型设备主机

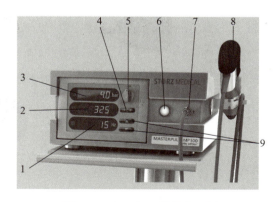

图 2-14　MP100 型设备面板

1. 发散式压力波输出频率显示，通过右侧上下箭头按键调控；2. 发散式压力波已输出的次数显示，用于记录脉冲数量；3. 发散式压力波输出的能量，通过右侧旋钮调节，顺时针增加能量，逆时针降低能量；4. 脉冲计数清零按键；5. 能量控制旋钮；6. 电源指示灯；7. 治疗枪柄控制接入端口；8. 治疗枪；9. 频率调节按键治疗枪是经络干预的重要部件，图2-15是治疗枪的分解图，其中导管与弹射体是磨损耗材，约完成100万次脉冲后需更换。为减小磨损造成的损耗，日常工作后需要维护。

常用的治疗用探头有9种，根据不同需要可选择特殊探头（图2-16）。

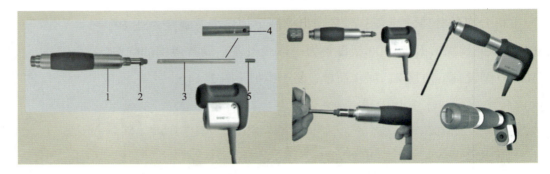

图 2-15　治疗枪分解图

1. 枪身；2. 密封胶圈；3. 导管（枪管）；4. 枪管排气孔；5. 弹射体（子弹）

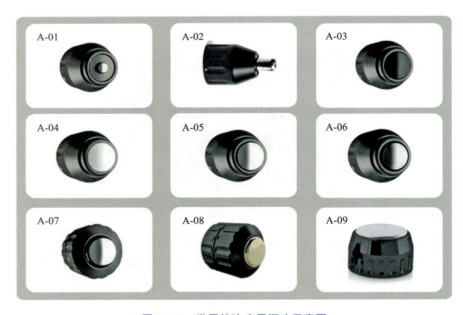

图 2-16　常用的治疗用探头示意图

六、设备的操作方法

设备通过治疗枪的换能器与人体接触。经络调理师正确持枪是保证系统干预效果的重要前提。

在工作过程中，治疗枪处于长期较大强度振动状态，根据干预部位、移动频率及被干预者的状态，常见持枪手法分为双手持握和单手持握，单手持握又分为满握式和虚持式。

1. 满握式　五指内收握住枪身，腕关节、肘关节、肩关节保持松弛、灵活状态，腰部保持紧张（图2-17）。该方式适用于初学者，或穴位定点干预时。操作者可站可坐。操作要点：切不可手臂肌肉僵硬且用蛮力带动枪体移动。

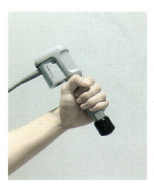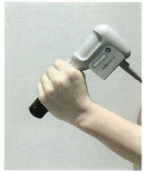

图 2-17　满握式

2. 虚持式　五指捏紧枪身前部，枪柄末端轻搭于拇指根部，手心虚空，腕关节和腰部保持紧张，肘关节和肩关节灵活（图2-18）。该方式适用于熟练人员或进行系统经络干预时，操作者可站可坐。

3. 双手持握　一只手握住枪柄，另一只手握住枪身，腰部保持紧张，肘关节和肩关节灵活（图2-19）。双手配合，沿干预部位前后、左右移动。此方式适用于初学者及肌肉组织较肥厚或僵硬部位，多采用站姿。

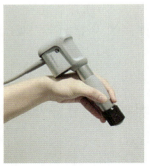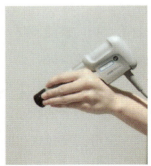

图 2-18   虚持式

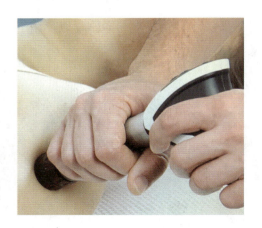

图 2-19   双手持握

治疗枪是施治者与被施治者信息交流的载体，只有做到"人枪合一"才能达到最佳调理效果。

数字课程学习……

💻案例分享   💻拓展阅读

第三章
古老的天人观

人类可以发现引力，也可以克服引力到外太空，但人可以到达天的边界吗？或者说天有边界吗？中国古老的天人观很好地诠释了人与自然的关系。

一、阴阳学说

阴阳是朴素而博大的中国古代哲学概念，是中国古代文明对推动自然规律变化发展的动力源的精准描述。阴阳是各种事物生、长、壮、老、已的原动力。阴阳是中华文明逻辑思维的基石。

世界是物质的整体，自然界的任何事物都包括阴和阳相互对立的两个方面，而对立的双方又是相互统一的。阴阳的对立统一，是自然界一切事物发生、发展、变化及消亡的根本原因。正如《素问·阴阳应象大论》说："阴阳者，天地之道也，万物之纲纪，变化之父母，生杀之本始"。可见阴阳对立统一的运动规律是自然界一切事物运动变化的固有规律，世界本身就是阴阳对立统一运动的结果。

阴和阳，既可以表示两个相互对立的事物，又可以用来分析一个事物内部所存在着的相互对立的两个方面。一般来说，凡是剧烈运动着的、外向的、上升的、温热的、明亮的，都属于阳；相对静止着的、内守的、下降的、寒冷的、晦暗的，都属于阴。以天地而言，天气轻清为阳，地气重浊为阴；以水火而言，水性寒而润下属阴，火性热而炎上属阳（表3-1）。

任何事物均可以用阴阳的属性来划分，但必须是针对相互关联的一对事物，或是一个事物的两个方面，这种划分才有实际意义。如果被分析的两个事物互不关联，或不是统一体的两个对立方面，就不能用阴阳来区分其相对属性及相互关系。

事物的阴阳属性并不是绝对的，而是相对的。这种相对性，一

表 3-1 阴阳属性归类表

属性	空间（方位）	时间	温度	湿度	重量	性状	亮度	运动状态
阳	上、外、左、南、天	昼、春夏	温热	干燥	轻	清、化气	明亮	上升、动、兴奋、亢进
阴	下、内、右、北、地	夜、秋冬	寒凉	湿润	重	浊、成形	晦暗	下降、静、抑制、衰退

方面表现为在一定的条件下阴和阳之间可以发生相互转化，即阴可以转化为阳，阳也可以转化为阴。另一方面，体现于事物的无限可分性，即阳可分为阳中之阳与阳中之阴，阴可分为阴中之阳与阴中之阴。

阴阳学说的基本内容包括阴阳对立、阴阳互根、阴阳消长和阴阳转化四个方面。

在中医学理论体系中，处处体现着阴阳学说的思想。用阴阳学说可以解释人体的组织结构、生理功能及病理变化，辨证分析阴阳的对立、互根、消长、转化，可以指导健康问题的判断及干预调理。

二、五行学说

五行学说也是我国古人创造的一种哲学思想，用 5 种不可缺少的基本物质木、火、土、金、水进行取类比象，认为五行是认识和构成宇宙万物及各种自然现象变化的基础，即五行学说将自然界的万事万物从物性上划归于五大类。

（一）何为五行

五，即木、火、土、金、水五种基本物质；行，有运动变化之意。五行，即木、火、土、金、水五种物质及其运动变化。

（二）五行的特性

1. 木的特性　"木曰曲直"指树木向上向外舒展、能屈能伸的生长特性。引申为木具有生长、升发、舒畅、条达等特性，代表生的功能、根源的含义。凡具有此类特性的事物和现象，其属性为木。

2. 火的特性　"火曰炎上"指火在燃烧时具有发光发热、蒸腾上升之象。引申为火具有温热、明亮、上升等特性，是能量的代表，凡具有此类特性的事物和现象，其属性为火。

3. 土的特性　"土爱稼穑"指土可供人类从事种植和收获的农事活动。引申为土具有生化、承载、受纳等特性，具有包容万物的特质，凡具有此类特性的事物和现象，其属性为土。

4. 金的特性　"金曰从革"指金属是通过对矿石的冶炼，顺从变革，去除杂质，而凝成纯净、坚刚、沉重之质。引申为金具有肃杀、清洁、收敛、沉降等特性。凡具有此类特性的事物和现象，其属性为金。

5. 水的特性　"水曰润下"指水寒凉滋润、性质柔顺、流动趋下的特点。引申为水具有寒凉、滋润、向下、循环、川流不息的特性。凡具有此类特性的事物和现象，其属性为水。

（三）五行之间的关系

1. 五行相生　指木、火、土、金、水之间存在着有序的资生、助长和促进的关系。五行相生的顺序是：木生火，火生土，土生金，金生水，水生木，依次相生，循环不休。对应于人体，五脏之间相互资生关系：肝木生心火，如肝藏血以济心，主疏泄以助心行血；心火生脾土，如心阳温煦脾土，促进脾的运化；脾土生肺金，如脾主运化，化生水谷精微以养肺；肺金生肾水，如肺之阴津下行以滋肾，肺气肃降以协助肾之纳气；肾水生肝木，如肾藏精生血以滋养肝血。

2. 五行相克 指木、火、土、金、水之间存在着有序的克制、制约的关系。五行相克的次序是：木克土，土克水，水克火，火克金，金克木，依次制约，循环不休。对应于人体，五脏之间相互制约关系：肾水克心火，如肾水上

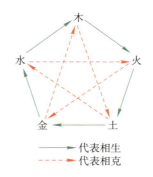

图 3-1 五行生克制化示意图

济于心，能制约心阳以防止心火偏亢；心火克肺金，如心阳温煦，可以防止肺寒宣降失常；肺金克肝木，如肺气清肃下降，能抑制肝气的生发过度；肝木克脾土，如肝气调达舒畅，可以疏泄脾土的壅滞；脾土克肾水，如脾运化水液，可以防止肾水泛滥（图 3-1）。

五行相克异常可产生相侮现象，相侮则是与相克次序相反，被克制方反向克制克制方，又称"反克"。一般有三种情况：①所胜行过于亢盛，不仅不受其所不胜行的制约，反而反向克制其所不胜行，因而出现相侮。如木行过于亢盛，不但不受其所不胜金行的制约，反而欺侮金行，一般称为"木亢侮金"，或"木火刑金"。临床上常见的"左升太过，右降不及"的肝火犯肺证即属此种情况。②所不胜行虚弱不足，而其所胜行则相对偏亢，故所不胜行必然受到其所胜行的反向克制而出现相侮。如金行虚弱不足，而木行相对偏亢，金行不但不能制约木行，反而被木行反向克制，一般称为"金虚木侮"。临床所见的慢性肺病患者常因情绪剧烈变化而加重或发作，即属此种情况。③既有所胜行的过于亢盛，又有其所不胜行的虚弱不足，两者的力量差距拉大，易出现较为严重的相侮。

另一种五行相克的异常现象称为相乘，即五行按相克次序克制，但克制方制约力量太过，使被克制方完全丧失工作能力。一般有两种

情况：①被克制方自身不足，导致克制方乘虚而入，如木克土，是木性对土性的制约，但土气太过软弱，而无力抵抗，导致土性完全丧失对抗能力，称木乘土虚。②克制方太过强大，不受其他行约束，恃强凌弱，致被克制方抵抗能力下降。如木气过亢，不受金气制约，进而引发土气受损，木亢乘土。

生克制化规律是一切事物发展变化的正常现象，在人体则是正常的生理状态。在这种相辅相成的生克制化关系中，还可以看出五行之间的协调平衡是相对的。因为相生相克的过程，也就是事物消长发展的过程。当出现太过和不及的情况，就会出现相侮、相乘的不平衡态，然后通过系统自身调整，完成蜕变，达到某个新的平衡点。这种在不平衡之中求得平衡，而平衡又立刻被新的不平衡所代替的循环运动，就是不断地推动着事物的变化和发展的原动力。五行学说可以很好地解释自然界气候的规律和自然界的生态平衡，以及人体的生理活动。

三、阴阳五行学说

如果说阴阳代表的是一个事物内部的正反两方面，那么五行就是推动阴阳相互转化的实体。中国古老的天人观将阴阳学说、五行学说合流，使人类对世间万物的认知进一步形象化。阴阳与五行是形式与内容的关系，二者相辅相成，阴阳是抽象的，五行是具象的。阴阳的内容通过五行反映出来，五行则是阴阳存在的载体。

如此大道至简的哲学思想将世间万事万物与阴阳五行相关联，有生命的人、动物、植物，自然的四季、时间、方位，自然现象风、霜、雨、雪，看得见的颜色，闻得到的气味等均可以化五行、分阴阳，看似无关的事物完全被整合在阴阳五行之内。

阴阳的对立、互根、消长、转化，五行的生克制化，是万事万物前行的原动力，正确理解阴阳五行作用机制，合理启动转化机制才能达到天人合一的境界（表 3-2 至表 3-4）。

表 3-2　事物的五行属性归类表

自然界						五行	人体									
五音	五味	五色	五化	五气	五方		五脏	五腑	五体	五华	五官	五液	五志	五脉	五声	五变
角	酸	青	生	风	东	木	肝	胆	筋	爪	目	泪	怒	弦	呼	握
徵	苦	赤	长	暑	南	火	心	小肠	脉	面	舌	汗	喜	洪	笑	忧
宫	甘	黄	化	湿	中	土	脾	胃	肉	唇	口	涎	思	缓	歌	哕
商	辛	白	收	燥	西	金	肺	大肠	皮	毛	鼻	涕	悲	浮	哭	咳
羽	咸	黑	藏	寒	北	水	肾	膀胱	骨	发	耳	唾	恐	沉	呻	栗

表 3-3　十天干之阴阳五行

天干	甲	乙	丙	丁	戊	己	庚	辛	壬	癸
五行	木	木	火	火	土	土	金	金	水	水
阴阳	阳	阴	阳	阴	阳	阴	阳	阴	阳	阴
方向	东		南		中		西		北	
脏腑	胆	肝	小肠	心	胃	脾	大肠	肺	膀胱	肾

表 3-4　十二地支之阴阳五行

地支	子	丑	寅	卯	辰	巳	午	未	申	酉	戌	亥
阴阳	阳	阴	阳	阴	阳	阴	阳	阴	阳	阴	阳	阴
五行	水	土	木	木	土	火	火	土	金	金	土	水
方向	北	东北	东	东	东南	南	南	西南	西	西	西北	北
生肖	鼠	牛	虎	兔	龙	蛇	马	羊	猴	鸡	狗	猪
五脏	肾	脾	肝	肝	脾	心	心	脾	肺	肺	脾	肾
月份	十一	腊	正	二	三	四	五	六	七	八	九	十

四、综合集成医学与阴阳五行

如何更直接地将阴阳五行学说中的各个要素与现代系统科学中结构与功能有机结合起来，并有效地为人体健康服务，是综合集成医学人体系统论要研究与解析的内容。

人体系统论研究的是人体系统结构、人体系统功能与人体系统环境及相互间的关联。系统结构、功能、环境之间通过物质、能量、信息的传递与交换，实现一个又一个涌现，完成人的生、长、壮、老、已的生命全周期。

人体系统结构可以简单地描述为看得见的生理系统，如四肢、五官、脏腑等，在阴阳为阴，在五行为金水。其中金又构成结构中的结构，也称为阴中之阴，水构成了结构中的功能，也称为阴中之阳，主要体现在物质的形态及积累。

人体系统功能可以简单地描述为各生理系统正常运作完成的生理功能，如跑、跳、吃、喝、睡等，在阴阳为阳，在五行为木火。其中木又构成了功能中的结构，也称为阳中之阴，火构成了功能中的功能，也称为阳中之阳，主要体现在能量的大小及持续性。

人体系统环境是人体系统结构与人体系统功能运行的空间，是五行之中的土。人体经络系统是连接人体整体系统、结构、功能的网络系统，其中"气"运行系统是阳土，进行非物质层面的信息交互，与之相对的"血"运行系统是阴土，进行物质层面的信息交互。阳土和阴土在人体系统环境中进行各类信息交换，人体系统气血的运动规律伴随生命的全周期。

人体系统的结构、功能、环境是无法分割开的，功能离不开结构和环境，结构受环境和功能影响，结构与功能也会影响环境。同理，物质、能量、信息也是不能分离的。

无论横向比较还是纵向对照，各个人体元素似乎与五行、阴阳关联性不大，且有些随意，但如果站在系统角度，五行、阴阳则与研究对象的具体应用及功效有着极大的关系。以下表格整理基于综合集成医学理论框架，但也不可一概而论（表 3-5 至表 3-7）。

表 3-5　人体系统结构与五行

五行	五脏	联络通道	五腑	五窍	五主	五华
木	肝	肝经——胆经	胆	目	筋膜	爪
火	心	心经——小肠经	小肠	舌（耳）	血脉	面
土	脾	脾经——胃经	胃	口唇	肌肉	唇四白
金	肺	肺经——大肠经	大肠	鼻	皮毛	毛
水	肾	肾经——膀胱经	膀胱	耳（二阴）	骨髓	发

表 3-6　人体系统功能与五行

五行	功能	运动	五化	五体	五华	五液	五藏	五脉	五情（志）	五音	五声	五病
木	疏泄	升	生	筋膜	爪	泪	魂血	弦	怒	角（mi）	呼	头筋
火	宣统	浮	长	血脉	面	汗	神脉	洪	喜	徵（so）	笑	五脏血脉
土	运化	枢	化	肌肉	唇四白	涎	意营	缓	思	宫（do）	歌	脊肌肉
金	收敛	降	收	皮毛	毛	涕	魄气	浮	悲（忧）	商（re）	哭	背皮毛
水	封藏	沉	藏	骨髓	发	唾	志精	沉	恐	羽（la）	呻	四肢骨骼

表 3-7　人体系统环境与五行

五行	气候	五时	季节	方位	色	味	畜益	谷养	果助	五德	五星	五虫
木	风	平旦	春	东	青	酸	鸡	麦	李葵	仁	岁星	毛虫
火	热	日中	夏	南	赤	苦	羊	黍	杏韭	礼	荧惑星	羽虫
土	湿	日西	长夏	中	黄	甘	牛	稷	枣	信	镇星	倮虫
金	燥	合夜	秋	西	白	辛	马	稻	桃韭	义	太白星	昆虫
水	寒	半夜	冬	北	黑	咸	猪	豆	栗葱	智	辰星	鳞虫

五、人与自然

> 春雨惊春清谷天，
>
> 夏满芒夏暑相连。
>
> 秋处露秋寒霜降，
>
> 冬雪雪冬小大寒。

这是一首耳熟能详的二十四节气歌，用简洁的 28 个字，记录着每一年的日月旋转，阴阳交变。

二十四节气起源于古代黄河流域，古老的中国是农耕大国，日出而作，日落而息。远在春秋时期，智慧的先祖发明了可测度正午日影长度的天文仪器圭表，经过长期经验积累，通过圭表记录的数据制定出回归年长，制定了太阳历、节令，在历书中排出一年二十四个节令的日期，指导中原劳动人民从事农事活动。将表影的长度以一年为周期标在一个圆上，圆心为表的立点，形成的图就是中心不为零的太极图，通过消除零半径的中心点，形成二十四节气太极图（图 3-2）。

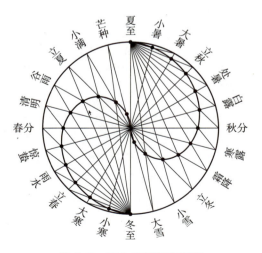

图 3-2 二十四节气太极图

二十四节气是根据太阳在黄道上的位置，即地球绕太阳公转一周的轨道位置，以及地球自转轴（地球南北两极的连线）和公转轨道（黄道面）斜交成的角度而划分的。也就是把黄道分为二十四等分，每等分各占黄道经 15°。

"节气"和"中气"交替出现，上半个月为节气，简称节，下半个月为中气，简称气，各历时约 15 天。二十四节气是太阳周年视运动的反应，因此在公立的日期是基本固定的，上半年分别在 6 日、21 日，下半年分别在 8 日、23 日，前后可差 1～2 天。

二十四节气中包含天文、气象、物候及农作物等方面的大量信息，如二分（春分、秋分）、二至（夏至、冬至）、四立（立春、立夏、立秋、立冬）反映一年中四季的转接变化；小暑、大暑、处暑、小寒、大寒反映一年中气温的变化；雨水、谷雨、白露、寒露、霜降、小雪、大雪反映水量的变化；惊蛰、清明、小满、芒种反映物候现象。

其中反映四季变化的四立、二分、二至是天气变化的重要节点，是每个季节天气变化的开始，确切地说是太阳对地球影响变化的开始，此时地气的变化尚未开始，天地之间的能量与信息的交换大约需要两个节气，约 30 天的时间。具体来说，四立为天气刚开始转暖、转热、转凉、转寒，地气相对应的转变则在惊蛰、芒种、白露、大雪，这时地球上的人也会感受到地面的变化；二分、二至为天气到达春季、夏季、秋季、冬季的中点，也即每个季节的高位点，地气到达四季的高点为谷雨、大暑、霜降、大寒，所以大暑节气人感觉最热，而大寒节气人感觉最冷。二十四节气的发现与规制充分体现了古人的智慧，有着非常重要的意义，2016 年 11 月，联合国教科文组织将其列入人类非物质文化遗产代表作名录。

二十四节气不只对农业生产生活具有指导意义，对人的身体健康状态同样具有指导意义。《素问·宝命全形论》言"天覆地载，万物悉备，莫贵于人。人以天地之气生，四时之法成"，可见人要健康，就要"顺时养生"，顺时必须先知时，知晓一年四季气候变化的规律。从二十四气节在太极图上对应的位置及阴阳消长入手，获悉一年阴阳变化，为治未病、调慢病、抗衰老提供有效的信息指导。

立春正月节：阳历 2 月 4 日左右。立就是开始，立春就是春季的开始。太阳过黄经 315° 为春季开始。立春是一年中的第一个节气。此时天气慢慢转暖，阳气渐长，但地气之阳尚未启动，因此民间常有"春捂"之说。

惊蛰二月节：阳历 3 月 6 日左右。太阳过黄经 345° 为惊蛰。天气回暖，地气也渐暖。惊蛰期间春雷乍动，惊醒了蛰伏在土中冬眠的动物，各类微生物也开始活跃并迅速繁殖，此时应多加预防传染性疾病的发生。雷在五行与易经中多指木，木在人体多指肝，肝主怒，春季是精神疾病多发季节，需提前预防。

春分二月气：太阳过黄经 0° 为春分，分有平分之意。春分那一天，太阳光直射赤道，地球上的昼夜时间相等。春分是春天的中间位，表示春季已过了一半，自然界要为夏季做准备了。

谷雨三月气：雨生百谷，雨量充足而及时，谷类作物苗壮成长。太阳过黄经 30°，谷雨是春季的最后一个节气。

立夏四月节：夏季的开始。太阳过黄经 45°，夏季开始为立夏。天阳大长，从高空照射地面，将地面的寒湿慢慢蒸腾上升为雨，故立夏是多雨的节气。

芒种五月节：太阳经过黄经 75° 为芒种。这一节气，已经进入典型的夏季，地气炎热，麦类等有芒作物成熟，芒种接近端午节。

夏至五月气：炎热的夏天来临。至有极的意思，这是一年当中北半球白天最长的一天。太阳过黄经 90° 为夏至。夏至当天太阳直射北回归线，是北半球一年中白昼最长的一天。夏至过后，地面受热强烈，空气对流旺盛，午后至傍晚常易形成雷阵雨。湿气见长，应多防范脾湿之证。

大暑六月气：太阳过黄经 120° 为大暑，大暑是一年中最热的节气，天气依然炎热，但地气已到达最热点，可谓"上烤下蒸"，湿热难耐。

立秋七月节：太阳过黄经 135°，秋季开始即为立秋。立秋是节气迈入秋凉的先声。大暑过后夏去秋来，时序到了立秋，表示酷热难熬的夏天即将过去，凉爽舒适的秋天就要来临了。

白露八月节：天气转凉，露凝而白。太阳过黄经 165° 为白露。此时气温下降，地气转凉，早晨草木上有了露水。

秋分八月气：昼夜平分。太阳过黄经 180°，太阳再次直射赤道为秋分。秋分是象征季节变化的节气。秋分这天，全球各地昼夜等长。天气已经凉爽下来，"一场秋雨一场寒"。

霜降九月气：天气渐冷，开始有霜。太阳过黄经 210° 为霜降。霜降是秋季的最后一个节气。

立冬十月节：冬季的开始。太阳过黄经 225°，时序开始进入冬天，所以叫立冬。古谚："立冬之日，水始冰，地始冻"。

大雪十一月节：降雪的可能性增大，地面出现积雪。太阳到达黄经 255°。《月令七十二候集解》说："至此而雪盛也"。大雪的意思是天气更冷，降雪的可能性比小雪时更大了，并不指降雪量一定很大。

冬至十一月气：寒冷的冬天来临。这是一年当中北半球白天最短的一天。太阳经黄经 270° 为冬至。冬至日太阳照射在南回归线上，所以北半球的白昼最短，黑夜最长。冬至之后，太阳直射点北移，北半球白昼渐渐变长。

大寒十二月气：是一年中最冷的时候。太阳过黄经 300°，气候严寒是为大寒。时序已到了隆冬，虽白日渐长，但地气此时为阳气最少阴气最多时段，正所谓"三九、四九棒打不走"，是一年中最冷的时段，所以这个节气为"大寒"。慢性病患者需高度警惕，易发心脑血管疾病。

二十四节气周而复始、循环无端的规律性演变，影响着世间万物随着春生、夏长、秋收、冬藏的节气变化，人的生理、病理表现同样受节气影响，节气是人体系统的外部环境，是引发疾病重要的外在因素。

《圆运动的古中医学》的作者彭子益说："节气的节字，就是竹节。节与节之间，是滑利的。一到节上，便难过去。宇宙大气，交节必郁而后通。久病之人，交节前三日多死。大气郁人身亦郁。久病之人，腠理干塞，交节不能通过，是以死也。"关于流行性疾病他说："时病者，因时令之大气变动所发生之病。如中暑、霍乱、痢疾、白喉、疟疾、时行感冒、燥气、痧症、湿热等是也。病虽因于时气，病实成于本气。自来论时病者，皆认为外来时邪，中入人身为病，于人身本气自病，全不重视。"可见人若不适应四时节气变化，很容易感受六淫邪气，继而引发一系列疾病。大病重病之人，在节气交替前后两天经常出现各种不适，或病情反复，或症状加重，常人也经常会在节气交变期间出现不适，因此在节气之交需静心养气，正确对待身体不适，减少心理负担，以平稳度过。人存在于天地之间，天地变化必然影响人的生老病死。只有顺应四时才能保持健康。

数字课程学习⋯⋯

🖥案例分享　　　🖥拓展阅读

第四章
筋膜学说

　　1996 年，美国医生托马斯开创的肌筋膜理论在世界各国的医学界、康复界、运动健身界疯狂传播。2015 年，中国人民解放军总医院针灸科主任关玲等将《解剖列车——徒手与动作治疗的肌筋膜经线》一书翻译出版。

　　筋膜理论从运动损伤修复切入，站在解剖学角度借助筋膜网络系统把人作为一个整体看待，通过筋膜链以整体的、系统的观点来呈现人体在全身筋膜网络的协同作用下对运动系统功能性改善的作用机制，开启了整体论前提下对人体的研究之门。

一、筋膜的概念

　　以往对生命体的研究认为，构成人体最基本的结构、功能单位是细胞，人体有 10 万亿～100 万亿个细胞；形态相似，结构、功能相近的细胞与细胞间质结合构成组织，人体有四大组织，上皮、神经、肌肉、结缔组织；以一种组织为主体，与其他组织有机结合成具有一定形态、结构、功能的器官，如心脏可以射血，肺可以呼吸，胃可以储存、消化食物等，一系列功能相近的器官协同工作形成了具有的特定生理功能的系统，如人体的九大系统；进而在九大系统相互联系，相互制约，相互配合下，呈现出具有思维能力、创造力、外形相似又完全不同人。这是近现代人体生理学、人体解剖学的重要贡献。然而21 世纪初筋膜理论的提出对这一早已被认为是基本常识的知识体系产生了一个小小的冲击，筋膜学提出了一个很有意思的问题：是什么使这些像"汤"一样流动不定的细胞彼此协作，又保持一定的物理形态呢？答案是"筋膜"。至此，"筋膜"在人体功能调节中的作用显得更为突出了。

　　筋膜通常指深入或包绕独立肌纤束的大的片状的、网状的、有一定弹性的纤维，其主要功能是包裹肌纤维，维持肌肉的外形（图 4-1）。早期对筋膜的认识及研究主要围绕在运动系统的肌肉组织，因此常称其为肌筋膜。而广义上"筋膜"是指包括皮肤的基底层下包绕、深入肌肉和器官的纤维外衣，以及包绕在软骨、骨骼、关节周围韧带、筋腱等一系列具有连续性的柔韧的结缔组织整体。从整体角度看，它无法分离，无处不在，所以我们又叫它筋膜网。

筋膜分为浅筋膜与深筋膜（含脏筋膜）（图 4-1）。浅筋膜包括分布在全身皮下的脂肪层及深部的纤维层，穿梭于血管、淋巴、神经或某些腺体间，由疏松结缔组织及脂肪构成，起到一定的保温及缓冲作用（图 4-2）；深筋膜也称固有筋膜，由致密结缔组织构成，分为外膜性筋膜（包裹脏器）（图 4-3）与腱膜性筋膜（图 4-4），在完成分隔包裹不同肌束或单元的同时，又将相对独立的单元连接在一起，固定相互的物理位置，且保持各单元间的相对活动度，起到连接、保护、支撑、传递力等作用。

2007 年第一届世界筋膜研究大会在波士顿哈佛医学院举行，首次对筋膜进行了重新定义。"筋膜"是遍布全身的纤维结缔组织。从

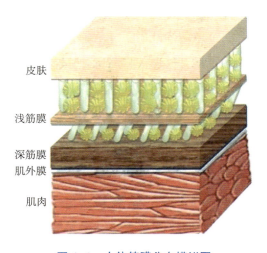

皮肤
浅筋膜
深筋膜
肌外膜
肌肉

图 4-1　人体筋膜分布模拟图

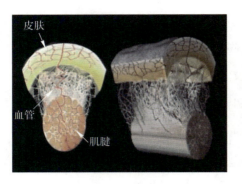

图 4-2　皮下浅筋膜示意图

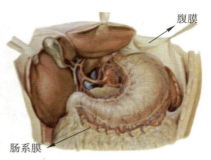

图 4-3　包裹脏器的筋膜

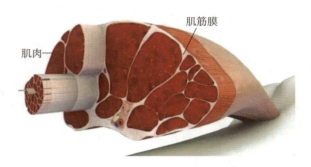

图 4-4　肌肉组织中的筋膜

字面意义上理解似乎与原有广义筋膜的定义没有明显区别，但其重点在于强调筋膜是一张网，一个遍及整个身体包绕、填充各组织器官间的网，一张具有一定张力与弹性的结缔组织网，网上的各个节点可以联络每个角落，建立联系，传递信息，网是不可以分割的，一旦分割就失去了网的连续性与意义。

构成人体筋膜网的是结缔组织，结缔组织细胞在四类组织中细胞种类最多、结构形态各异，功能最为复杂、分布最广的组织。结缔组织细胞能将大量的生物活性物质分泌到细胞间隙中，于是形成了骨骼、软骨、韧带、肌腱、关节和整片的筋膜，用筋膜学家的语言讲："结缔组织细胞为其他细胞创造了结构机制，从而打造出能将人体整合到一起的强壮、柔软、有韧性的"细胞间填充物"，为人体所有细胞提供了一个共享、沟通的环境。"

筋膜学家非常形象地将人体结构与橘子做了简单的对照，橘子外皮相当于人的皮肤与脂肪，每瓣橘子外包裹的纤膜类似于人体的筋膜，橘子瓣内每个细小的水囊外包裹的膜及与水囊连接的细丝则相当于人体筋膜网的细小分支。可见生物的相通性。

筋膜网背后的重要支撑是结缔组织，所以有必要深入了解结缔组织的组成及各自的功能。结缔组织由结缔组织细胞和大量的细胞间质构成。结缔组织细胞有：巨噬细胞、成纤维细胞、浆细胞、肥大细胞、脂肪细胞、未分化间充质细胞、血细胞等，其中巨噬细胞、浆细胞、肥大细胞主要参与人体免疫应答，脂肪细胞主要参与合成、储存能量及脂类代谢；结缔组织细胞间质中的纤维有：胶原纤维、弹性纤维、网状纤维三种形态；结缔组织的细胞间质还包括液态、固态、半固态胶状的基质及组织液。这些形态、功能各异的结缔组织细胞和间质构成了功能强大的筋膜网。

二、筋膜网的构成及其作用机制

目前在解剖学（结构）意义上，人体有三大全身性网络系统，即神经系统、循环系统、纤维系统。与之相对应的是人体的神经网络、体液网络、纤维网络。其中神经网络被公认是信息控制及传递的重要通路。神经元在神经系统的最末端负责收集信息，向上传递，接受上级指令并下达，是神经系统的功能单元，其生理学意义的控制中心是大脑；体液网络是物质能量传输的重要通路，通过毛细血管壁交换物质，是循环系统的功能单元，其生理学意义的控制中心是心脏。那么纤维网络也就是最新意义的筋膜网的生理意义及工作过程是怎样的呢？筋膜学说的解释是筋膜网（胶原纤维、弹性纤维、网状纤维）是人体全身性连通网络，该网络靠筋膜、黏结蛋白聚糖或细胞自身传递力学信息，人们以前对这种信息在筋膜网中传递的研究很少，多限于骨骼、肌肉的运动系统层面，但因人们对筋膜网的再认识，筋膜网已被认为与人体的重心息息相关。

三大全身性网络系统虽传递不同的信息，完成不同的功能，但并不是完全孤立的。因此建立系统的观念，站在整体的角度，分析个体的功用，绘制整体联系网络再回归系统是正确认知复杂人体的必经之路（表 4-1）。

表 4-1　全身性网络系统对比

变量	神经网络	体液网络	纤维网络
管状结构类型	单一细胞（神经元）	多细胞（毛细血管）	细胞产物（原纤维）
信号	数字信号 / 二进制	化学信号	机械信号（张力 / 收缩力）
功能	环境模拟	体液平衡	空间整合
细胞中的代表部分	细胞核	细胞液	细胞膜
传递速度	数秒	数分钟～数小时	1. 音速（传导力） 2. 数天～数年（调整 / 代偿）
元素	时间	物质	空间
感知	短期记忆	情感记忆	信仰系统

筋膜网的框架结构单元是纤维，即不同弹性的胶原纤维、弹性纤维、网状纤维，纤维是结缔组织细胞间质的有形成分，其主要来源是成纤维细胞分泌的细胞外基质的前体。

细胞外基质（ECM）是由细胞产生的不具有细胞形态、结构的物质，是结缔组织中细胞外物质的总和。结缔组织细胞分泌多种活性成分如各类胶原、弹力蛋白、网状纤维及纤维间胶黏蛋白到细胞间隙中，这些蛋白、黏多糖复合体统称为细胞外基质。包含不溶于水的蛋白纤维与水溶性的结合了蛋白质分子的碳水化合物聚合体（蛋白多糖）。从力学上讲，细胞外基质进化可使人体重力和运动应力得以分散，维持人体不同组织形态的稳定。同时还为各单元内部的细胞提供物化环境，借助形成的细胞黏附和移动的结构，维持适当的多孔、含水、离子环境，确保细胞的代谢产物和营养物质可自由地扩散。

活性基质是连续而充满活力的"超分子"网络，遍布人体的每一个角落。细胞核基质被细胞基质包裹，细胞基质被结缔组织基质包裹。结缔组织细胞及其产物以整体形式统一运作，就像所谓的"形态器官"。

忽略许多微小的化学变化，结缔组织构成成分主要有三种基本纤维类型：胶原纤维、弹性纤维、网状纤维。网状纤维是极细的纤维，一种不成熟的胶原蛋白，在胚胎里占最多，成人后则大多被胶原蛋白取代。弹性纤维如同字面的涵义，用于需要弹性的区域，如耳朵、皮肤，特别是韧带。

胶原纤维——身体中最常见的蛋白质，是筋膜网的主要成分。由氨基酸构成的纤维在成纤维细胞的内质网及高尔基体里，以搭积木的方式组合延伸入细胞间隙，并自发形成多种排列。由胶原蛋白构成的透明眼角膜、心脏瓣膜、足部强壮的肌腱、海绵般的肺及精细的脑膜，都说明了它的可塑性。

基质是一种由黏多糖或葡萄糖胺聚糖，如透明质酸、硫酸软骨素、硫酸角蛋白、层粘连蛋白、纤维连接蛋白、肝磷脂等构成的水性凝胶。作为几乎每个活细胞环境里的成分，羊齿样胶体和水结合成为凝胶，使代谢物易于运送分布，并成为抵挡细菌蔓延的免疫系统屏障的一部分。由成纤维细胞和肥大细胞产生的蛋白多糖形成连续且多变的"黏胶"，既可使亿万细胞微粒连接在一起，又可以自由交换无数的生命必需物质。在身体的活跃区域里，基质会不时地改变状态，以满足局部的需要。而在"固定住"和"僵住"的部位，基质则趋于脱水，"变得更黏稠更像凝胶，并成为代谢物和毒素的储藏库"。可见到的大量的基质如关节的滑液和眼球的房水，少量的基质分散每一处软组织里。

筋膜理论指出，尽管结缔组织外壁的作用是导引体液、形成分隔的囊和腔，但其整体作用远胜于部分作用。它将身体里的每一个细胞与相邻细胞联系在一起，甚至将每个细胞的内部网络与全身的力学状态连接起来。结缔组织因其分泌的细胞外基质具有特殊的力学特性，使其无论是在结构上，还是在防御功能上都发挥着至关重要的作用。另因其管理并影响着周围组织的生长和分化，故而在组织营养与形态发生上也有着重要作用。

结缔组织的功能非常大，在人体的构建中发挥着重要的作用。表4-2罗列了人体几种主要结缔组织的组成成分，可以得出如下结论：包括骨、软骨在内，几乎都是几种主要胶原纤维的组合，以致密

表4-2　人体主要结缔组织的组成成分

组织类型	细胞	纤维类型（不溶纤维蛋白）	纤维间成分、基质、水合蛋白
骨	骨细胞、成骨细胞、破骨细胞	胶原蛋白	被矿物盐、碳酸钙、磷酸钙取代
软骨	软骨细胞	胶原蛋白及弹性蛋白	硫酸软骨素
韧带	成纤维细胞	胶原蛋白及弹性蛋白	纤维间极少量的蛋白聚糖
肌腱	成纤维细胞	胶原蛋白	纤维间极少量的蛋白聚糖
腱膜	成纤维细胞	胶原蛋白垫	少量蛋白聚糖
脂肪	成纤维细胞	胶原蛋白	较多蛋白聚糖
疏松结缔组织	成纤维细胞、红细胞、白细胞、脂肪细胞、肥大细胞	胶原蛋白及弹性蛋白	大量的蛋白聚糖
血液	红细胞及白细胞等	纤维蛋白原	血浆

或疏松、规则或不规则的形态排列，加入到这些液状的、胶状的、塑胶状的及晶体状固态的基质里，满足人体结构对弹性与稳定性的需求。不同的组织只存在筋膜在致密形式上或者组成元素比例上的差异，而无类型上的不同。

每次 ECM 上的压力或拉力发生改变，均会在液态胶原蛋白和其他蛋白的液晶半导体晶格准确地产生电信号，类似于电学硅晶的压电效应，并通过细胞周围的细胞间质做出应答，体现结缔组织的联结特性，以及储存和传递信息的能力。

以骨为例，人体在生命的不同阶段，结缔组织细胞的比例是不断发生变化的。比如儿童时期，骨中的胶原蛋白比例较高，长骨拉伸顺应性更好，很少骨折。老年人骨中胶原蛋白较少，所以骨易于折断。在观察儿童和老年人骨折的截面时可以发现，儿童骨折像"嫩枝"，一侧受到挤压，另一侧断裂；而老年人骨折时更像"枯枝"，断裂面穿越骨形成一个整齐的边缘（图 4-5）。

事实上，人体中结缔组织细胞成分、数量变化是非常活跃的。我们无法用肉眼发现这种变化，但只要生命个体活动或者受伤，为适应这种外在的变化，内在的改变已经悄然发生了。

这些表面上"不动"的细胞间成分，如何应对变化呢？

当应力通过物体时，物体就会变形，即使只有微小改变，也会"拉长"分子之间的结合。生物材料则会因此产生微小电流，即压（压力）电荷。通过组织的张力所产生的压电荷，能够被邻

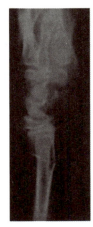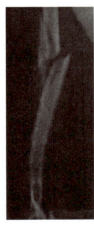

图 4-5　儿童和老年人骨折断面对比

近的细胞"读取"，结缔组织细胞能以增加、减少或改变该区域的细胞间成分作为回应（图 4-6）。

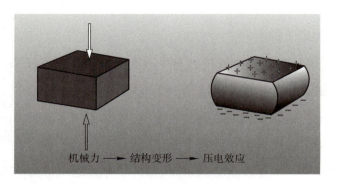

机械力 —→ 结构变形 —→ 压电效应

图 4-6　机械形变产生压电效应

骨是结缔组织中最坚硬且较易成像的组织，以下以股骨头为例进行简要分析。股骨头由多孔的松质骨构成，骨小梁的巧妙结构让股骨头能抵抗从骨盆传递到股骨体的力量。骨骼的内部形态不仅反映物种的需求，也反映出个体的形态与活动状况。如果观察两个不同姿势和活动状态的人的股骨头切片，会发现他们的骨小梁有轻微差异，这是由于个体运动负荷不同。不论身体做什么，在不同营养、年龄、蛋白质合成（遗传）的限制下，细胞外成分受动作的影响而沿应力路线发生不同改变，以满足身体的不同要求。

骨有两类骨细胞——成骨细胞和破骨细胞，它们距离较远但联系紧密。骨内的压力电流在细胞内物质之间进行着复杂的改造工程。只需发送简单的命令，成骨细胞就会建造新骨，破骨细胞就会清除旧骨。成骨细胞可在骨膜中的任何地方建造新骨，破骨细胞可以清除没有压电荷（机械应力）的任何部分。骨细胞在此规则下自由运作一段时间后，股骨头就具有了能抵抗力的形状，同时，还能针对持续的新力而重构（如果时间足够的话）。

一个女孩参加舞蹈训练一段时间后，她的下肢变得比以前结实，这就是基于上述原理的现象。持续训练导致骨受力增加，骨组织的应答产生更多的应力，成骨细胞加速工作，破骨细胞清除能力降低，导致骨密度增加。这也正是适度运动有益于早期骨质疏松个体恢复的部分原因，作用在组织上逐渐增加的应力阻碍了破骨细胞对骨质的清除。处于失重环境下的宇航员，因骨骼系统里缺少压电荷，相反的过程加速，破骨细胞轻易获胜。所以航天员在返回地面后，需被搀扶才能离开船舱，恢复期内逐渐增加骨骼受力，直至骨密度恢复正常。

　　骨这种能回应需求的能力还可以通过以下例子验证。图 4-7 的左图为正常胸椎示意图，右图示意的是因压力导致重塑，最终发生形变的胸椎，以及在周围过度紧张的结缔组织和肌肉的牵拉下，骨膜移位形成肥厚性骨刺。这充分说明，骨会在一定范围内，通过增减骨密度的方式来改变骨骼形状，以应对周围的机械力。在临床治疗中，当骨折不愈合时，在断裂处施加电流，可促进胶原蛋白定位并桥接裂口，随着钙盐的附着，骨折最终完全愈合。

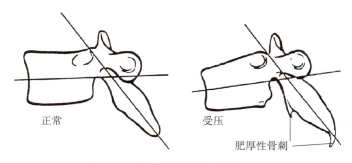

正常　　　　　受压

肥厚性骨刺

图 4-7　长期慢性外力对骨的影响

　　事实上，相似的反应不仅发生在骨中，也发生在整个细胞外纤维网。一个人长期伏案工作时，头向前移，胸部下沉，背部向后拱起。成人的头约占体重的 1/7，为防止前坠，背部的肌肉会承担更多的负荷，这些肌肉必须保持等长收缩 / 离心收缩（离心负荷）。而当身体某部分被拉离原来的位置而且肌肉必须保持静态的姿势，或者是拉

伸 / 收缩状态（闭锁延长状态），或者是短缩 / 收缩状态（闭锁缩短状态），就会引发筋膜链接的增加和周围 ECM 的触变。

　　肌肉被设计来进行一连串的收缩和放松的动作。本质上背部这些肌肉或者部分肌肉应像皮带一样做运动，但特定的姿势使它们处于持续紧张状态，失去原来的功能，就容易产生扳机点。如图 4-8 所示，ECM 在设计上会让代谢物相对容易地从血液流向细胞（左图），再从组织间液回流，但当应力经由肌肉内和肌肉周围的筋膜传递所通过的区域时，胶原纤维增加，ECM 脱水，基质增加致使双向通路受阻（右图），最终导致局部某些细胞营养不良。

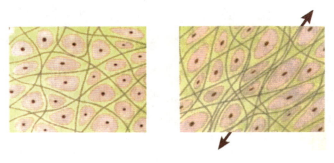

图 4-8　外力对基质及细胞形状的影响

　　肌肉在受到牵拉时，在放弃或增加更多细胞与肌小节的桥接前，都试图回弹到静息长度。但快速拉伸，会撕裂筋膜（快速、破坏性结缔组织损伤形式）。如果以足够慢的速度施力拉伸，则会有塑形变化：筋膜将改变长度并且保持住这个长度（慢性、阻滞性损伤形式）。

　　"肌肉有弹性，筋膜则有可塑性"这句话在多数情况下是正确的。但是某些筋膜组织比如耳朵，有较高比例的弹性蛋白，使非肌肉组织变得很有弹性。然而除此之外，如肌腱、韧带及腱膜，由于纯胶原蛋白具有更紧的弹力排列特性，能够在伸展时短暂地储存能量，并在回缩时将能量"还回去"，比如跟腱。研究证明，当人在走路或跑步时，小腿三头肌（比目鱼肌和腓肠肌）基本是等长收缩的，而跟腱则做周期性伸缩。

筋膜可塑性形变的机制尚不完全清楚，但形变一旦发生，筋膜将不会很快恢复。若两层筋膜并置且持续一段时间，如长期保持一个固定姿态，相关区域里的成纤维细胞，以及其他移行到此处的间充质干细胞或成纤维细胞在肌肉中及肌肉周围会分泌更多胶原蛋白，从而形成新的"约束带"。这些有极性的长胶原蛋白分子被成纤维细胞分泌到细胞间隙，并会像指南针一样沿着机械张力线自我排列成带状，通过纤维黏胶（蛋白聚糖或基质）以无数的氢键互相连接，在肌肉周围形成一个类似"皮带"的基质以抵抗张力。新的纤维将这个区域重新捆绑在一起。这种变化与组织本身的回弹不同，伴随肌肉过度使用或营养不良，就会出现功能减退，扳机点疼痛、无力，周围基质消溶增多，代谢物毒性增加等。筋膜的这种特性有力地解释了人体在没有外伤时，因劳损导致的各类疼痛与功能障碍的发生机制。

骨骼与肌肉承担着运动系统的主要功能，同时也是人体外在形态的重要结构单元。筋膜网的参与，建立并形成了另一种人体宏观与微观的联系，而结缔组织中成肌纤维细胞则建立了微观与微微观的联系。

成肌纤维细胞是介于平滑肌（常见于内脏自主神经末端）与传统成纤维细胞（主要建立和维护胶原基质的细胞）之间的一种组织。平滑肌和成纤维细胞均源于中胚层原基，因此二者具有某些相似的作用，即成肌纤维细胞可以缓慢地收缩，对伤口愈合或瘢痕形成有较大的帮助。重点是成肌纤维细胞收缩不受意识控制，也不受非意识控制。成肌纤维细胞存在于健康的筋膜内，且多位于毛细血管附近，它在收缩时比肌纤维速度慢，持续 $20 \sim 30$ min，并会维持 1 h 以上才会慢慢消退。因此在对人体施加外力时，成肌纤维细胞在基质诱导下缓慢收缩，使筋膜变得更加僵硬，这种僵硬是成肌纤维细胞拉动胶原基质并使其皱缩的结果。

成肌纤维细胞收缩并拉紧细胞外基质的纤维基质的意义在于在细胞水平上建立张拉结构联系，其内在机制是：在正常情况下，普通成纤维细胞不能建立多种细胞内与细胞外的连接，但在外力作用下某些成纤维细胞会转化为原始成肌纤维细胞，构建更多肌动蛋白纤维，用以连接细胞表面附近的局部黏附分子，使细胞外基质纤维和糖蛋白透过成肌纤维细胞进入与细胞骨架相连的肌动蛋白纤维，建立肌肉－筋膜－骨骼的局部网络系统，再通过张拉整体结构完成信息交互。

形态各异的结缔组织是筋膜网工作的强大支撑，微观的、有形的细胞在无形的化学介质信息与能量的帮助下，完成结缔组织间微观与宏观的无声转变，人体的万千变化也就悄悄地产生了。

三、筋膜学对人体健康的意义

基于运动系统康复基础上的筋膜学改变了人们对西方医学机械还原论的认识，诸多研究者转向整体论研究。人们对人体的研究不再聚焦于某一局部，而是聚焦到更深层次的宏观与微观之间的信息交换，这对客观认识发病机制及探究治疗方法具有积极的推动作用。

对于运动系统疾病，可通过结构整合等专业手法和训练释放异常区域应力，如对于筋膜网上形成的异常约束带，可将其酶解后加快组织重新吸收，消除不适症状，使肌肉恢复正常功能。以下三点是治疗取得成功的要素。

1. 重新打开有问题的组织，帮助恢复其体液流动、肌肉功能，重新建立正常的感觉——运动系统的联系。

血浆中充满了营养物质和化学信号传递物质，被挤、压出毛细血管后被称为组织液，组织液必须突破结缔组织基质的阻挡，才能将营养物质和化学信号传递至目标细胞。若存在于细胞间由结缔组织纤维、黏性基质和细胞间液构成的纤维网过密，即纤维密度过高，同时基质的水分过少，这项任务就很难完成。最终目标细胞因得不到养分和信息，无法代谢细胞活动产生的废物，目标细胞被丢在体液循环的"涡流"中，不能以最佳状态进行工作。

运动和物理治疗的一个基本目的就是打开它们，便于营养物质能畅通地到达细胞，同时细胞代谢的废物能顺利地排出。纤维和基质状态部分是由基因、营养及锻炼状况所决定的，当局部过紧、外伤或缺乏运动时，会导致纤维和黏性基质形成"阻塞"，从而影响局部。不管通过何种手段，一旦此问题被解决，细胞交换就可以恢复自由，细胞的运行不再只局限于新陈代谢水平，而是从生存模式恢复到社交模式，重新具有了收缩、分泌、传递功能。

2. 松解造成组织应力增加的最初生物力学拉力，延展局部向心拉力，使其相关结构重新排列以支撑身体新的姿势　这一点可以解释为局部破坏性修复，通过一段时间的外力干预，逐步破坏原有代偿模式下的代谢形式，建立组织间新的、正常的物质、信息交换，重构纤维网络的力学结构。

3. 随着筋膜理论研究及实践的深入，筋膜在人体生理、结构上强大的功能性影响正被逐步揭示。人体某个局部的应力变化，势必引发机体筋膜网的局部或整体的连锁反应。在遵循这一共识的前提下，在局部痛点的诊断、干预、调理的全过程中，需按照"局部—全身—局部"及"全身—局部—全身"的顺序及策略，切忌只关注"痛点"及周围的局部问题。同时必须重新认识并重视成肌纤维细胞收缩速度及恢复时间，严重的筋膜形变是在长期异常应力的影响下形成的，其调理周期和恢复时间较长。

筋膜学说为系统论指导下以中医框架及人体经络为基础的综合集成医学借助压力波的物理特性及生物力学效应在人体疼痛调理和机能

恢复的有效性提供了新的、有利的解剖学依据。压力波的能量释放、空化作用对增加细胞膜的通透性、刺激生长因子和干细胞等的独特作用是结缔组织网中的细胞内外间质微观及微微观相互作用的结果。机械波伸缩作用可松解粘连、崩解钙化、促进循环、增强代谢，促进血管、骨骼、胶原蛋白新生，加速愈合创伤，这是筋膜网中各类纤维在微观与宏观之间建立新的生物力学框架的效果。

四、筋膜链——肌筋膜经线

《解剖列车——徒手与动作治疗的肌筋膜经线》一书详述了人体的一系列肌筋膜经线，并以列车站点与运行轨道做形象比喻。图 4-9 展示了人体俯卧位横切面前表线、后表线、前深线、体测线的位置。这里仅将已经发现的数条肌筋膜链的站点与轨道以图及表的形式介绍如下。

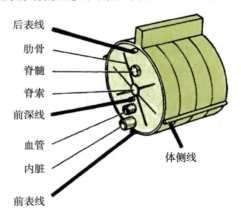

后表线
肋骨
脊髓
脊索
前深线
血管
内脏
前表线
体侧线

图 4-9　人体俯卧位横切面肌筋膜经线示意图

有效的肌筋膜经线必须有直接的纤维连接，才可以传递作用力，并且在方向与深度上保持一致。了解肌筋膜附着点、分支点及替代路线对正确应用肌筋膜链非常重要。在借助肌筋膜列车进行手法、动作时需遵循以下规则：①沿着结缔组织的纹理，保持相对稳定的方向，不跨越平面或者穿越筋膜间隔。②关注车站，肌筋膜轨道在此处连接到下面的组织。③关注与肌筋膜经线分合的其他任何轨道。④寻找位于下方的可能会影响该线路工作的单关节肌肉。

目前已发现并应用的筋膜线有 7 条。

1. 后表线　是人体矢状面上协调姿态与动作的主要路线，连接并保护整个身体的后表面，可分为足趾到膝、膝到额两部分。在人体发育过程早期，新生儿从屈曲姿态转为直立姿态的过程体现了后表线力量与平衡能力的自我调节，其功能是限制躯干向前屈曲。当后表线功能障碍时，会强化和维持过度后伸的动作。后表线相关的常见姿势代偿包括踝背屈受限、膝关节过伸、腘绳肌缩短（以弥补深层旋转及功能不足）、骨盆前移、骶骨下垂、脊柱前凸、胸椎前屈时伸肌扩大、枕骨下方受限导致上段颈椎过伸、枕骨在寰椎上向前移位或旋转、眼 – 脊运动不连续等（图 4-10，表 4-3）。

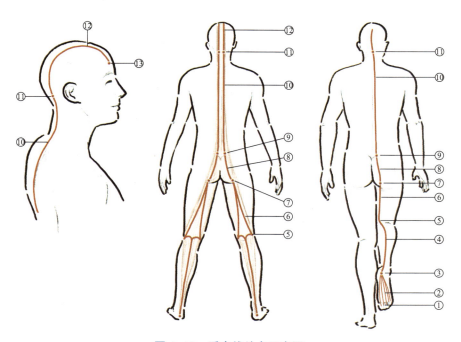

图 4-10　后表线站点示意图

表 4-3　后表线骨性站点与肌筋膜轨道

骨性站点	序号	肌筋膜轨道
额骨，眉弓	13	
	12	帽状腱膜／颅顶筋膜
后头脊	11	
	10	腰骶部筋膜／竖脊肌
骶骨	9	
	8	骶结节韧带
坐骨结节	7	
	6	腘绳肌
股骨髁	5	
	4	腓肠肌／跟腱
跟骨	3	
	2	足底筋膜及趾短屈肌
趾骨跖面	1	

2. 前表线　连接人体整个前表面，下起自足背，上至头颅侧面，可分为足趾到骨盆、骨盆到头部两部分，当髋关节处于伸展状态（站立位）时，这两部分作为一个连续的筋膜路线协同作用。前表线与后表线协同，调节人体矢状面上的运动，维持矢状面的姿态平衡。与前表线相关的常见姿势代偿有踝跖屈受限、膝关节过伸、骨盆前倾、骨盆前移、头前倾等（图 4-11，表 4-4）。

3. 体侧线　连接足内、外侧，上行至身体侧面。从第一只跖骨和第一楔骨间的关节处，大约自足内侧缘中点下方腓骨长肌腱附着点处

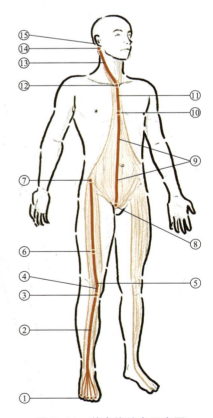

图 4-11　前表线站点示意图

表 4-4　前表线骨性站点与肌筋膜轨道

骨性站点	序号	肌筋膜轨道
	15	头皮筋膜
乳突	14	
	13	胸锁乳突肌
胸骨柄	12	
	11	胸骨肌 / 胸肋筋膜
第 5 肋	10	
	9	腹直肌
耻骨结节	8	
髂前下棘	7	
	6	股直肌 / 股四头肌
髌骨	5	
	4	髌下韧带
胫骨粗隆	3	
	2	趾短伸肌，趾长伸肌，胫骨前肌，小腿前侧肌间隔
趾骨背面	1	

沿足底向足外侧走行，穿过骰骨隧道，转向上至踝关节外侧面，从踝外侧上行，经小腿和大腿的外侧面，以"蓝纹编织状"或"鞋带交叉"方式上至躯干，由肩部下方上行至头颅的耳部区域。体侧线调整身体前后平衡和左右平衡，还可协调其他表线之间的力，以协调的方式固定躯干与下肢，防止下肢活动时身体结构变形扭曲。参与躯干侧弯、髋部外展、足外翻，对躯干侧向和旋转运动有调节性"刹车"作用（图4-12，表4-5）。

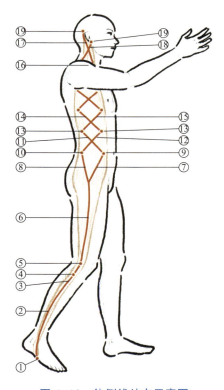

图 4-12　体侧线站点示意图

表 4-5　体侧线骨性站点与肌筋膜轨道

骨性站点	序号	肌筋膜轨道
后头脊 / 乳突	19	
	17，18	头夹肌 / 胸锁乳突肌
第 1 肋第 2 肋	16	
	14，15	肋间外肌和肋间内肌
肋骨	13	
	11，12	腹外斜肌
髂嵴、髂前上棘、髂后上棘	9，10	
	8	臀大肌
	7	阔筋膜张肌
	6	髂胫束 / 外展肌群
胫骨外侧髁	5	
	4	腓骨头前韧带
腓骨头	3	
	2	腓骨肌和小腿外侧间隔
第 1 和第 5 跖骨底部	1	

4. 螺旋线　有左右两条螺旋反向环绕身体的线。从颅骨两侧穿过上背部连接到对侧肩部，然后环绕肋部到身体前面，在脐水平线交叉回到与颅骨同侧的髋关节，螺旋线从髋部以跳跃的方式沿大腿前外侧，越过胫骨到内侧足弓，过足底向上，经下肢后外侧到坐骨，进入竖脊肌筋膜（进入哪一侧取决于姿势或位置），最终抵达非常接近起点的颅骨。螺旋线帮助维持人体所有平面的平衡。螺旋线的整体功能是引起并调整身体的扭转与旋转，在离心和等长收缩时，稳定躯干和下肢，避免旋转崩溃（图 4-13，表 4-6）。

5. 手臂线　有 4 条独立的肌筋膜线。它们起于中轴骨，穿过肩部的四个层面，分别沿手臂前、后、深、表，止于臂的四个象限和手的四个"边"，即拇指、小指、手掌、手背。手臂线在手、臂与眼密切配合下，完成日常各种手法、反应和移动，实现推、拉、抓、握等

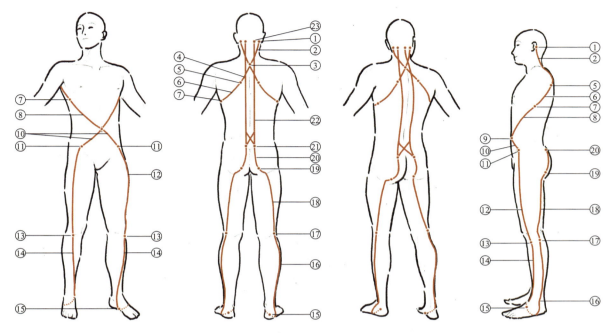

图 4-13　螺旋线站点示意图

表 4-6　螺旋线线骨性站点与肌筋膜轨道

骨性站点	序号	肌筋膜轨道
枕骨嵴 / 乳突	1	
寰椎 / 枢椎横突		
	2	头夹肌 / 颈夹肌
下颈椎 / 上胸椎棘突	3	
	4	大小菱形肌
肩胛骨内缘	5	
	6	前锯肌
外侧肋骨	7	
	8	腹外斜肌
	9	腹肌腱膜，腹白线
	10	腹内斜肌
髂嵴 / 髂前上棘	11	
	12	阔筋膜张肌，髂胫束

续表

骨性站点	序号	肌筋膜轨道
外侧胫骨髁	13	
	14	胫骨前肌
第一跖骨基部	15	
	16	腓骨长肌
腓骨头	17	
	18	股二头肌
坐骨结节	19	
	20	骶结节韧带
骶骨	21	
	22	腰骨筋膜,竖脊肌
枕骨嵴	23	

上肢动作,并可稳定身体。长期姿态异常代偿模式下可导致的各种肩、臂和手等问题,如肩后缩、前缩、上抬;腕管、肘等慢性肌肉劳损或扳机点疼痛(图4-14,表4-7、表4-8、表4-9、表4-10)。

表 4-7　手臂线臂前深线 (A) 骨性站点与肌筋膜轨道

骨性站点	序号	肌筋膜轨道
第 3、4、5 肋	1	
	2	胸小肌、胸锁筋膜
喙突	3	
	4	肱二头肌
桡骨粗隆	5	
	6	桡骨骨膜、前喙
桡骨茎突	7	
	8	桡侧副韧带、大鱼际肌群
舟状骨、大多角骨	9	
拇指外侧	10	

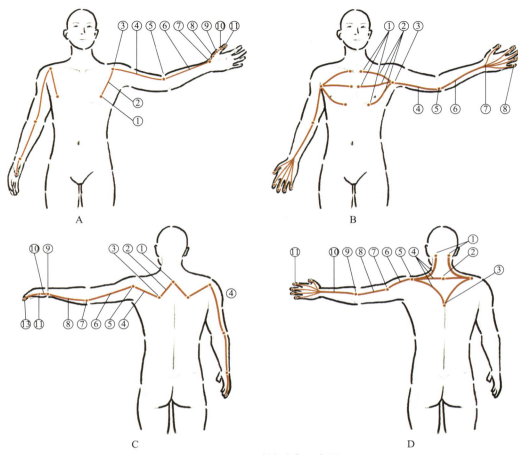

图 4-14　手臂线站点示意图

表 4-8　手臂线臂前表线 (B) 骨性站点与肌筋膜轨道

骨性站点	序号	肌筋膜轨道
锁骨内侧 1/3、肋软骨、下部肋骨、胸腰筋膜、髂嵴	1	
	2	胸大肌、背阔肌
内侧肱骨线	3	
	4	内侧肌间隔
肱骨内上髁	5	
	6	屈肌群
	7	腕管
手指的掌面	8	

表 4-9　手臂线臂后深线 (C) 骨性站点与肌筋膜轨道

骨性站点	序号	肌筋膜轨道
下段颈椎和上段胸椎的棘突、C1～C4 横突	1	
	2	菱形肌和肩胛提肌
肩胛骨冈缘	3	
	4	肩袖肌群
肱骨头	5	
	6	肱三头肌
尺骨鹰嘴	7	
	8	沿尺骨骨膜的筋膜
尺骨茎突	9	
	10	尺侧副韧带
三角骨、钩骨	11	
	12	小鱼际肌群
小指外侧	13	

表 4-10　手臂线臂后表线（D）骨性站点与肌筋膜轨道

骨性站点	序号	肌筋膜轨道
枕骨嵴、项韧带、胸椎棘突	1、2、3	
	4	斜方肌
肩胛冈、肩峰、锁骨外侧 1/3	5	
	6	三角肌
肱骨的三角肌粗隆	7	
	8	外侧肌间隔
肱骨外上髁	9	
	10	伸肌群
手指的背侧	11	

6. 功能线　走向从臂线开始，跨过躯干表面，延伸到对侧骨盆和下肢（因经线是走向两端的，也可以说从下肢向上到骨盆，并跨到对侧的胸腔、肩和臂）。其中一条跨过身体的前侧，另一条跨越身体的后侧，形成左右两条跨过躯干的 X 形线。第三条同侧的功能线从肩延伸到同侧膝内侧。与其他经线不同，功能线很少发挥调控站姿的

作用。在运动或其他活动时，功能线主要借助对侧力量的补充而发挥稳定和平衡功能或增加推力。有一种常见的姿势代偿模式与功能线有关，即明显的旋转倾向。功能线呈螺旋分布，并以螺旋模式工作，故可作为螺旋线的补充（图4-15，表4-11、表4-12）。

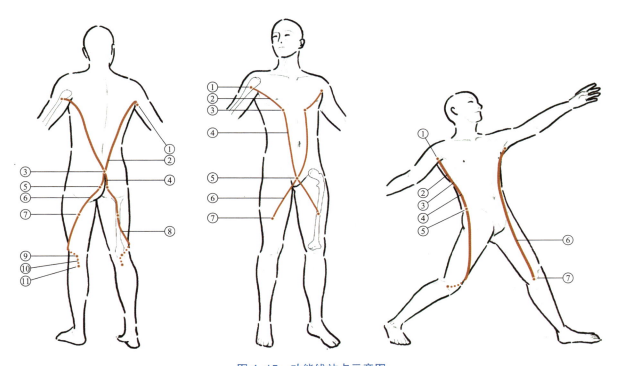

图 4-15　功能线站点示意图

表 4-11　后功能线与前功能线骨性站点与肌筋膜轨道

骨性站点	序号（后）	肌筋膜轨道	骨性站点	序号（前）	肌筋膜轨道
肱骨干	1		肱骨干	1	
	2	背阔肌		2	胸大肌下缘
	3	腰背筋膜	第5及第6肋间软骨	3	
	4	骶筋膜		4	腹直肌外鞘
骶骨	5		耻骨结节及耻骨联合	5	
	6	臀大肌		6	长内收肌
股骨干	7		股骨粗线	7	

续表

骨性站点	序号（后）	肌筋膜轨道	骨性站点	序号（前）	肌筋膜轨道
	8	股外侧肌			
髌骨	9				
	10	髌下韧带			
胫骨粗隆	11				

表 4-12　同侧功能线骨性站点与肌筋膜轨道

骨性站点	序号	肌筋膜轨道
肱骨骨干	1	
	2	背阔肌，外侧缘
第 10～12 肋骨末端	3	
	4	腹外斜肌
髂前上棘	5	
	6	缝匠肌
鹅足，胫骨内侧髁	7	

7. 前深线　是身体肌筋膜的"核心"。在冠状面上，前深线分布在左右两条体侧线中间；在矢状面上，前深线夹在前表线与后表线之间；在外层，前深线被螺旋线及功能线包绕。前深线始于足底深层，沿小腿后侧上行，经膝后方至大腿内侧。主要轨道走行于髋、骨盆及腰椎前侧；分支轨道则走行于大腿后侧，向上过骨盆底部，在腰椎与主轨道汇合。从腰大肌 - 横膈交界开始，分成数条分支向上围绕并经过胸部的脏器，止于脑颅和面颅底部。

前深线的分布架构较其他筋膜线更具立体效果，也更加紧密。前深线对身体支撑起决定性作用，如提升内在弧度；稳定包括髋关节在内的下肢各段结构；在身体前方支撑腰椎；环绕并形成腹盆腔；稳定呼吸过程中的胸腔；平衡脆弱的颈部和沉重的头部。前深线支撑、平衡能力不足或缺乏适度的张力，可导致髋关节无法完全伸展从而使身体短缩，进而引发骨盆及脊柱核心的塌陷，使得其他经线做出负面代偿性调节。

前深线很少参与除髋关节内收与呼吸过程引发以外的横膈运动，但因其整体几乎被其他经线环绕或覆盖，故几乎所有动作都会受到前深线的影响。因而前深线扮演着稳定核心结构及身体姿态的细微调节角色。前深线功能不佳时，不会明显、即时地显现出功能缺失（图 4-16，表 4-13）。

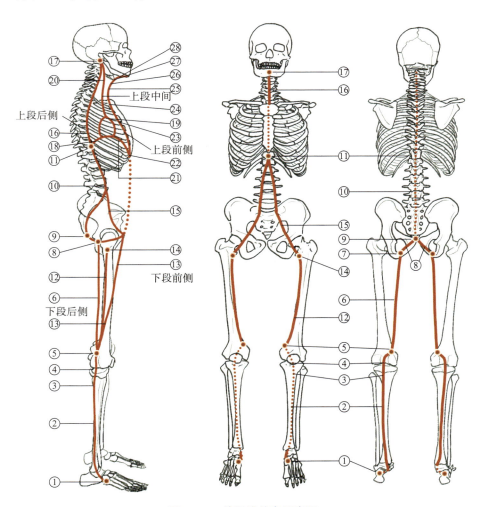

图 4-16　前深线站点示意图

表 4-13　前深线骨性站点与肌筋膜轨道

骨性站点	序号	肌筋膜轨道
最下端共用		
足底跗骨，脚趾跖面	1	
	2	胫骨后肌，趾长屈肌
胫骨、腓骨上／后侧	3	
	4	腘肌筋膜，膝关节囊
股骨内上髁	5	
下段后侧		
股骨内上髁	5	
	6	后侧肌间隔，大、小手肌
坐骨支	7	
	8	盆地筋膜，肛提肌，闭孔肌筋膜
尾骨	9	
	10	前侧骶筋膜、前纵韧带
腰椎椎体	11	
下段前侧		
股骨内上髁	5	
股骨粗线	12	
	13	内侧肌间隔，短收肌，长收肌
股骨小转子	14	
	15	腰肌，髂肌，耻骨肌，股三角
腰椎椎体和横突	11	
上段后侧		
腰椎椎体	11	
	16	前纵韧带，头长肌，颈长肌
枕骨基底	17	
上段中间		
腰椎椎体	11	
	18	横膈后侧，横膈脚，中央腱
	19	心包膜，纵隔，壁层胸膜
	20	椎前筋膜，咽缝，斜角肌，中斜角肌筋膜
枕骨基底，颈椎横突	17	

续表

骨性站点	序号	肌筋膜轨道
上段前侧		
腰椎椎体	11	
	21	横隔前侧
肋下肌后表面，软骨，剑突	22	
	23	胸内筋膜，胸横肌
胸骨柄后侧	24	
	25	舌骨下肌群，气管前筋膜
舌骨	26	
	27	舌骨上肌群
下颌骨	28	

　　通过对上述人体肌筋膜经线的简要描述，不难发现，肌筋膜经线在人体姿态功能及运动功能方面发挥着重要的作用，它们相互联系、相互影响，任何一条线的应力异常都可直接或间接影响其余经线而产生代偿反应，引发人体姿态异常及活动度、力量的减小。

 拓展阅读 4-1

　　筋膜学说在本质上只是对已知的结缔组织中间质组织在活体微观结构的再认识。筋膜相关理论影响了一大批治疗师和教师，其中也包括综合集成医学的研究团队。筋膜理论为我们解决运动系统健康问题提供了新的、有益的干预思路，并收到了很好的疗效。

 拓展阅读 4-2

数字课程学习……

💻 案例分享　　　　🖥 拓展阅读

第五章
常见疼痛干预调理技术

人们在日常生活中常常遇见"这里痛、那里痛"的问题，去就诊多半找不到问题根源。综合集成医学对于常见疼痛有相关理论基础和干预方法。

一、疼痛的相关概念

（一）疼痛的含义

疼痛是一种复杂的生理活动及心理活动，是常见临床症状之一，可发于身体的任何部位。它包括伤害性刺激作用于机体而引起的疼痛感觉，以及机体对伤害性刺激的疼痛反应。

痛觉是人体系统失衡的一种警告，疼痛产生后会引发一系列自我防御反应。如外伤引发肢体运动障碍伴随疼痛时，机体会自发调动未受伤的器官或组织全部代偿或部分代偿受伤部位的功能或运动，形成功能性代偿或结构性代偿，从而建立一种病态下的新平衡，以维持或满足基本生活需求。若维持病态平衡时间过长，疼痛部位的问题得不到及时纠正，则会引发更多器官的失衡，长期慢性疼痛还会对人的情绪造成严重的后果，因此加强疼痛管理是非常重要的。

疼痛根据发作时间、部位、性质、形式、强度等不同可以有很多分类方式。疼痛根据性质可分为：钝痛、锐痛，酸痛、刺痛、胀痛、切割痛、闷痛、灼痛。根据疼痛形式可分为：钻顶样痛、爆裂样痛、跳动样痛、撕裂样痛、牵拉样痛、压榨样痛。根据疼痛发作时间或引发原因不同可分为：急性疼痛、慢性疼痛、顽固性疼痛、癌痛及其他。疼痛的级别分为：微痛、轻痛、甚痛、剧痛。临床常用疼痛 VAS 分级见图 5-1。

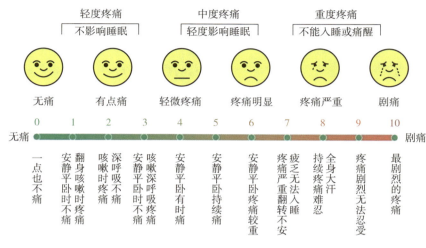

图 5-1　疼痛 VAS 分级

目前世界卫生组织将疼痛分为以下五种程度。

1. 0 度　不痛。

2. Ⅰ度　轻度痛，可不用药控制的间歇痛。

3. Ⅱ度　中度痛，影响休息的持续痛，需用镇痛药。

4. Ⅲ度　重度痛，非用药不能缓解的持续痛。

5. Ⅳ度　严重痛，持续疼痛伴生理指标如血压、脉搏等的变化。

医学对疼痛的重视程度在近二十年来逐渐提升。疼痛发生机制的不明确给治疗方案的制订及治疗方法的考量造成了不同程度的困难。不同个体的痛觉感受器、神经纤维传递路径上各级神经元、神经递质及中枢神经的反应性不同，同样的外伤或手术可能引发的疼痛感受、疼痛级别截然不同，且疼痛感受带有严重的感情色彩，导致疼痛治疗前后的效果评定具有极大的不确定性。严重痛（Ⅳ度）多因严重外伤或器官突发异常引发，可危及生命，患者会及时就医，进行相应的治疗，治疗后效果和恢复情况不尽相同，但慢性疼痛、轻中度疼痛一般只能采用内服药物或外敷疗法以短期缓解，或辅以电生理刺激治疗，疗效甚微。

（二）中医对疼痛的解释

"疼"是病字旁加上"冬"字，说明疼与寒冷相关；"痛"是病字旁加上"甬"字，"甬"意为通道，"不通则痛，不荣则痛"，说明痛与气血、脉络道路通畅与否相关，对应西医的生理性疼痛。《素问·至真要大论》记载："诸痛痒疮，皆属于心"。汉代路温舒《尚德缓刑书》提到："夫人情安则乐生，痛则思死"，对应西医的心理性疼痛。

八纲辨证即阴阳辨证、表里辨证、寒热辨证、虚实辨证。当疼痛出现在体表、四肢，说明寒痹刚刚开始，寒在肌肤，寒在表，痹在太阳，性属实，及时通痹驱寒，很快可以恢复常态；当疼痛部位向肌肉深处潜行，且疼痛慢慢转为酸胀、麻木时，则表明寒进，伴随寒进，湿邪会加剧，则痹进太阴，入血脉，致气血不荣，瘀阻在加重，实证会慢慢变为虚证、里证。当瘀阻出现在重要器官的经络处，就会引发严重的系统性疾病。中医对疼痛的辨证分类要参考疼痛时间及程度、疼痛性质及部位等方面，具体内容如下。

1. 疼痛时间及程度

（1）猝痛　突发的疼痛，在一般情况下，来势凶猛，疼痛剧烈。多因严重外伤或寒邪长期积聚，突遇外界特殊刺激而引发，也可称暴痛。

（2）间歇痛　疼痛时间不连续，可有周期性，也可不定期，疼痛持续时间可长可短，且疼痛程度不剧烈。此种疼痛多为气虚气滞所致。

（3）缓慢痛　疼痛程度较轻，或有递进迹象，且疼痛部位不十分明确，有隐隐作痛的感觉。此类疼痛多见于长期慢性疾病导致的气血不足。

（4）持续痛　疼痛可以忍受，持续超过 24 h，且无缓解表现，此类疼痛多见于血瘀证，如外伤引发周围组织出血恢复期等。

2. 疼痛性质及部位

（1）骨与关节肌肉痛　多见于寒证、虚劳。寒证多表现疼痛较剧烈，发病急，可有筋脉抽动，多喜热，拒按者为实证，偶有喜按者为虚证。虚劳多表现慢性迁延性疼痛，酸痛症状慢慢加重，肢体沉重，活动后疼痛可有明显改善，此类多为肢体劳损引发气血不畅，湿邪困阻所致。当伴随严重系统性疾病时，可逐渐形成骨性结构改变，造成肢体残疾。

（2）脏腑痛　包括心绞痛、胃脘痛、肝区痛、脾区痛、腹腔痛、盆腔痛等。其表现形式多样，可表现为绞痛、牵涉痛、刺痛、隐痛、痞痛、胀痛等。因其牵涉器官及系统较多，与脏器自身结构功能异常相互影响，辨证相对复杂。

疼痛的表现在很多情况下是杂合的，需要较为全面的辨证分析，要结合身体的整体表现，不能单凭疼痛的某一性质而简单断定气滞、血瘀、寒湿。具体到血瘀，可以是寒凝导致的血瘀，也可以是气滞导致的血瘀，还可以是血热导致的血瘀，仅就寒热而言，如果判断失误，会导致治疗的方向出现错误。

（三）综合集成医学对疼痛的解释

综合集成医学是在继承《黄帝内经》非对抗思想的基础上进行实践与探索的，并将其与西医的系统检查和现代技术手段有机结合，运用非对抗技术调节人体系统结构、系统功能及系统环境，使其达到整体平衡态，在不破坏、侵入人体的前提下，通过建立排寒通道、活血化瘀等方法来解决人体的健康问题。综合集成医学的核心思想是因势利导、顺势而为、辨证施治，通过种种外在表象（病症）找到真相

（病因），而不是简单地"头痛医头，脚痛医脚"。综合集成医学关注人的生命健康及尊严，以人的功能态、生活质量和心理感受作为评价指标，它与西医最大的区别是从整体角度看待系统之间的关系，通过干预人体内部系统之间的平衡关系，使不正常功能态恢复至正常。

综合集成医学遵从中医的藏象理论，即人体有五大系统，木系统——肝胆系统、火系统——心小肠系统、土系统——脾胃系统、金系统——肺大肠系统、水系统——肾膀胱系统，同时各个系统还包括分布在全身的相应的经络和穴位。脏腑、经络和穴位，以及各脏腑系统所表达的功能共同组成一个完整的系统——藏象系统。在全面理解藏象系统之后，我们可以通过各种疼痛的表现找到病变发生的真正原因。

骨与关节是人体运动系统的重要组成部分，关节根据活动度大小不同，可分为活动关节（如肩、肘、腕、膝、髋、踝关节等）、微活动关节（如颈椎、胸椎、腰椎关节）、不动关节（如颅骨、胸骨等的关节）。肢体关节一般由关节头、关节窝、关节软骨等骨性组织，以及关节囊、韧带等结缔组织组成，连接成躯体框架，在大脑控制下维持正常运动，椎体关节主要由椎体、椎间盘及各类韧带连接而成，维持人体直立的支撑性及稳定性。

综合集成医学对于骨与关节疼痛的判定在认可现代医学诊断的如单纯性关节炎、化脓性关节炎、风湿性关节炎，变形性关节病、无菌性骨坏死、结核性骨病、骨肿瘤等病名的同时，更多的是运用中医的阴阳五行辨证来制订干预方案。

综合集成医学认为，骨与关节疾病不仅是骨、肌肉、肌腱等痛点或障碍部位的问题，还与脏腑息息相关，是人体五大系统失衡的外在表现。结合筋膜学说的理论，也可以是筋膜链上物质、信息传递异常导致。

对于骨与关节疾病的具体病理诊断，可借助先进的医学影像诊断技术，明确病变部位及问题性质，区分关节及相关韧带等的炎性问题，或是关节头或关节窝的骨性问题，或是更严重的肿瘤问题。其重点在于通过影像学来大致区分是外邪导致的寒痹实证还是气血不通导致的系统严重失衡的虚实夹杂证，做到有的放矢。

通常，综合集成非对抗疗法针对寒证的处理原则是：①建立排寒通道；②将寒邪聚集部位的寒湿之气引导向已建立的通道；③疏通疼痛部位经络，建立正确的气血通道。若有征象指向某脏器，还需对相应脏器的经络及特殊穴位进行干预。

综合集成非对抗疗法针对系统失衡的处理原则：①辨证分析导致系统失衡的主要矛盾，分析是水火的对立问题，还是土木的互根问题；②利用五行的生克制化来化解双方或多方矛盾，针对相应的经络系统或特殊穴位进行干预，虚则实之，实则虚之；③当敌对双方矛盾化解之后，再进行必要的子母补泻，以建立合理的系统平衡；④在辨证补泻的同时建立正常的物质、能量、信息通道。

疏通经络的非对抗疗法可以打通排寒通道，最大限度地"扶正"人体系统，充分激发人体的自愈能力，从而实现人体系统自身驱邪，达到治病的目的。

二、疼痛干预调理的基本原则及注意事项

干预调理不是简单的治疗，而是一个干预系统，系统中包括被干预的主体——患者，以及患者的生存环境与过往；参与干预的主体——诊断师、调理师，以及诊断师、调理师的正确判断及准确操作，还包括患者与诊断师、调理师的正常、及时、准确的信息互通。干预系统的任何环节出现问题都可以导致干预的失败。以下为干预系统各环节的解释及注意事项。

干预对象：疼痛干预前及干预中需被干预对象能清晰描述自身的感受及问题，被干预对象应具有一定的自主活动能力，对语言表达及思维异常的对象不予干预。

对经络干预的正确理解：经络干预的目标是通过将外部能量输送到体内，从而建立正确的能量、信息交互通道，完善人体的自修复、自调整、自适应机制，使机体逐步恢复功能态。因此在调理中、调理后的短期内，医学影像及化学指标不会有显著变化；经络干预不同于普通的理疗，干预后需保证充分休息，给机体自我修复提供充分的时间与空间。

干预前后：诊断师、调理师须认真查体，在干预对象主动配合的前提下，对肢体活动关节功能位、活动度、疼痛级别进行详细记录，必要时配合影像记录。

干预过程中：运动系统的功能表现在运动肢体的灵活性、活动范围、活动的顺畅度，故干预过程中患者需配合调理师适时调整体位，检查目标肢体关节及周围组织在主动运动、被动运动、拮抗运动状态下的反应对解决疼痛问题有积极的意义。

干预周期：肌肉与关节疼痛疾病的干预周期因病机不同而不同。通常需要 3~5 次干预调理，间隔时间为 2~7 天。

干预剂量：在使用压力波调理的过程中，每个人对疼痛的阈值是不同的。因此，找到每一位被干预对象自身能承受的正确剂量非常重要。在一般情况下，根据症状部位选择合适探头，从低能量开始，当被干预对象耐受力提升后，可调整剂量和频率。

三、疼痛干预调理的基本方法

骨与关节的疼痛原因看似简单，实则复杂，因此解决疼痛的方法不是唯一的。综合集成医学压力波技术是调理师手中的工具，在干预过程中可以参照肌肉、骨骼、肌腱的解剖理论，也可以遵循中国传统医学的经络、穴位的整体理论，还可以借鉴筋膜学说。综合集成医学关注整体与局部的相互关系，找到真正的症结，做到有的放矢，彻底解决问题。因此在各部位疼痛干预方案的介绍中，包含多种理论指导下的处理原则及重点部位，学员可逐步练习，揣摩干预技巧，积累实践经验。

（一）肩部

肩部为上肢与躯干的连接处。包括臂上部、腋窝、胸前区及肩胛骨所在的背部区域。

肩关节由肩胛骨关节盂和肱骨头构成，也称盂肱关节，是典型的多轴球窝关节，为全身最灵活的关节，可做三轴运动，即冠状轴上的屈和伸运动，矢状轴上的收和展运动，垂直轴上的旋内、旋外及环转运动。配合胸锁关节与肩锁关节的运动及肩胛骨的旋转运动，臂外展超过 60°，甚至更高至 180°。

1. 肩关节运动　包括肩胛骨的运动及盂肱关节的运动。

（1）肩胛骨的运动　包括上提、下拉、外旋、内旋、前伸、后伸。

1）上提　四个肌肉可上提肩胛骨，斜方肌上部纤维可提肩胛骨外角；肩胛提肌及大小菱形肌上提肩胛骨脊柱缘。

2）下拉　胸小肌、锁骨下肌、背阔肌、斜方肌下部纤维、前锯肌、胸大肌都参与该动作。前锯肌有使肩胛骨下角外旋作用，其余肌均有使肩胛骨内旋作用。

3）外旋　指肩胛骨下角外旋，由斜方肌及前锯肌协同完成。

4）内旋　指肩胛骨下角内旋，主要由菱形肌、肩胛提肌提升肩胛骨内侧缘，而胸大肌、胸小肌、背阔肌及上肢的重力作用使肩胛骨外角下降。肩胛骨内旋多伴有肩胛骨下降动作以协助上肢向下伸的动作。

5）前伸 指肩胛骨沿胸壁向前外侧移动，由前锯肌、胸大肌、胸小肌共同完成。

6）后伸 指肩胛骨沿胸壁向后内侧移动，向脊柱靠拢。斜方肌中部纤维或全部纤维同时收缩可使肩胛骨后伸，菱形肌、背阔肌也有使肩胛骨后伸的作用。

（2）盂肱关节的运动 包括前屈、后伸、内收、外展、内旋、外旋。

1）前屈 主要由三角肌前部纤维、胸大肌锁骨部、喙肱肌、肱二头肌完成，其中三角肌前部纤维最明显。

2）后伸 主要由三角肌后部纤维、背阔肌、胸大肌的胸肋部、大圆肌和肱三头肌长头完成，其中三角肌后部纤维作用最大。

3）内收 主要由胸大肌、大圆肌、背阔肌、喙肱肌、肱二头肌长头完成，此外三角肌前后部纤维也有内收作用。

4）外展 由三角肌（主要是中间束）及冈上肌完成。当肩处于内旋或外旋位置时，三角肌在最外侧的部分是外展的主要肌肉，当肩外旋时外展肌力量要更强些。

5）内旋 内旋肌主要是肩胛下肌，当肩关节处于特定体位时胸大肌、三角肌前部纤维，大圆肌及背阔肌也有一定的内旋作用。

6）外旋 外旋肌有冈下肌、小圆肌及三角肌后部纤维。

2. 应用解剖 肩关节囊较松弛，附着于关节盂周围和解剖颈。关节腔的滑膜层可膨出形成滑液鞘或滑液囊，有利于肌腱的活动。肱二头肌长头腱在结节间滑液鞘内穿过关节。关节囊上壁的喙肱韧带从喙突根部至肱骨大结节前面，与冈上肌肌腱交织在一起并融入关节囊的纤维层。肩区的深筋膜分层包绕所遇到的肌肉等结构，与骨组织结合。在胸小肌与锁骨之间的深筋膜形成锁胸筋膜，其间有胸肩峰动脉、头静脉、胸外侧神经通过。腋窝底的筋膜称腋筋膜，中央部较薄，为众多血管、淋巴管及神经所穿通。

上肢带肌（肩带肌）：分布于肩关节周围，均起自上肢带骨，跨越肩关节，止于肱骨上端。主要有三角肌、冈上肌、冈下肌、小圆肌、大圆肌、肩胛下肌。

辅助肌肉有胸大肌、胸小肌、斜方肌、背阔肌、肱三头肌、肱二头肌等。

韧带：喙肱韧带、盂肱韧带、肱横韧带（图5-2）。

3. 临床常见疾病及诊治

（1）肩关节周围炎　指肩关节周围肌肉、肌腱、韧带和滑囊等软组织的慢性无菌性炎症。初时肩部呈阵发性疼痛，多慢性发作，后疼痛逐渐加剧，或钝痛，或刀割样痛，且呈持续性。气候变化或劳累后疼痛加重，疼痛可向颈项及上肢（特别是肘部）扩散，昼轻夜重，怕

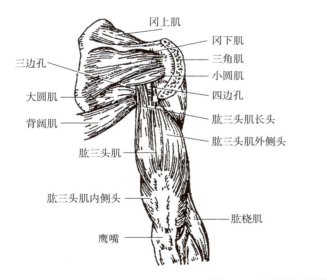
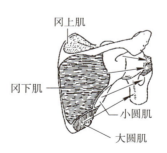

冈上肌、冈下肌、小圆肌和大圆肌起止点

图 5-2　肩部解剖结构

冷；肩关节向各方向活动均可受限，以外展、上举、内外旋受限明显；肩关节周围可触及明显压痛点，压痛点多在肱二头肌长头腱沟、肩峰下滑囊、喙突、冈上肌附着点等处。

（2）肩袖损伤　肩袖是覆盖于肩关节前、上、后方的肩胛下肌、冈上肌、冈下肌、小圆肌等肌腱组织的总称。大多数的损伤是慢性的，而小部分是急性的。主要表现为肩关节外展上举时疼痛，损伤严重的患肩无力，不能自行完成上抬动作。

（3）诱因　肩部外伤、长期过度使用肩关节、受寒等。

（4）干预前检查　对异常部位进行初步手诊检查，确定作用区域，活动肩关节，配合上肢动作确定肩关节上下左右旋转三轴向活动最大范围，在排除外伤导致骨骼结构异常的前提下，进行干预调理。

（5）肩部松解术　活动上肢至受限处，对肩关节周围组织、肌肉、肌腱进行松解。松解过程中，配合活动颈椎，实时询问、判断，找到粘连、挛缩部位，针对三角肌、冈上肌、冈下肌、大小圆肌起止点及扳机点进行有效松解，将能量送入肩关节腔内，配合肩胛部位、背阔肌、肱三头肌辅助松解，到活动受限位改善不明显时，改用高能探头，再次调整活动受限状况至极限位。

（6）特定穴位刺激调理部位　如图 5-3 所示。

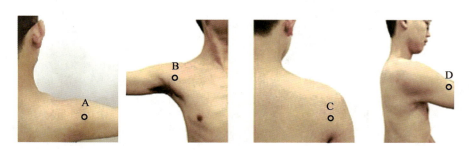

图 5-3　肩部调理部位图示

1）点 A　肩峰外侧的凹陷处（外展肩关节），接受调理体位为肩关节被动外展位。

2）点 B　肱骨头前凹陷处，接受调理体位为上臂外展或后伸位。

3）点 C　腋后纹头直上肩胛冈下缘凹陷处。

4）点 D　肱骨体中部三角肌止点。

取坐位，配合肩关节被动活动。

配合肩井、天髎、巨骨、天宗等或阿是穴进行调理。

（7）常规经络调理　参照阿是穴位置，沿大肠经、肺经、小肠经、三焦经进行调理。必要时配合脏腑调理。

（8）筋膜调理　沿手臂线进行筋膜调理干预。

（9）调理参数选择

1）压强　0.14～0.2 MPa（1.4～2.0 Bar）。

2）频率　8～12 Hz。

3）脉冲数　每个点 300～700 次。

4）调理间隔　2～3 天。

5）调理次数　3～5 次 / 疗程。

6）探头　C15、D20-S、D20-T。

（二）肘部

肘关节是上臂与前臂衔接处，由肱骨远端和尺桡骨近端关节面组成，为复合型关节，分为肱尺关节、肱桡关节、桡尺近侧关节。

1. 应用解剖　①前臂前群深层肌、浅层肌作用：屈肘、屈腕、屈指和使前臂旋前。②前臂后群浅层肌、深层肌作用：伸肘、伸腕、伸指和使前臂旋后。肘关节的关节囊前后薄而松弛，两侧紧张。起到加固作用的韧带有桡侧副韧带、尺侧副韧带及桡骨环状韧带（图 5-4、图 5-5）。

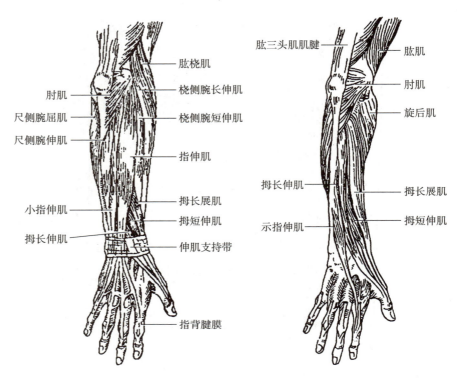

肱三头肌肌腱
肱桡肌
肱肌
肘肌
桡侧腕长伸肌
肘肌
尺侧腕屈肌
桡侧腕短伸肌
旋后肌
尺侧腕伸肌
指伸肌
小指伸肌
拇长展肌
拇长伸肌
拇长展肌
拇长伸肌
拇短伸肌
示指伸肌
拇短伸肌
伸肌支持带
指背腱膜

图 5-4　肘部肌肉解剖结构

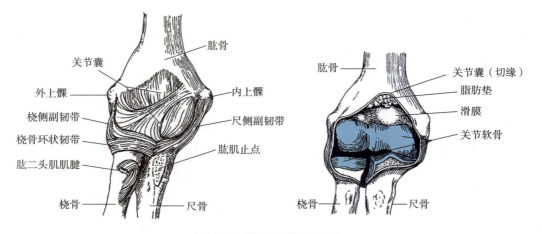

肱骨
关节囊
关节囊（切缘）
肱骨
脂肪垫
外上髁
内上髁
滑膜
桡侧副韧带
尺侧副韧带
关节软骨
桡骨环状韧带
肱肌止点
肱二头肌肌腱
桡骨
尺骨
桡骨
尺骨

图 5-5　肘部关节解剖结构

2. 临床常见疾病及诊治

（1）肱骨外上髁炎 俗称网球肘，是肱骨外上髁部的肌腱慢性损伤引起的肌筋膜炎，是肘部的常见病。表现为肘关节外侧酸胀、疼痛，疼痛常向上臂和前臂桡侧放射，用力握拳及前臂做旋前、伸肘运动（如拧毛巾、扫地等）时可加重，持物无力，局部有多处压痛。

（2）肱骨内上髁炎 俗称高尔夫球肘，是由于急慢性损伤引起的肱骨内上髁损伤，发病率远较网球肘小。表现为肱骨内上髁部及其附近疼痛，尤其是前臂旋前、主动屈腕关节时疼痛加重，疼痛可放射到前臂掌侧，屈腕无力。

（3）诱因 外伤、骨质增生、外感风湿、劳损，有其他部位感染的病史或局部外伤史。

（4）干预前检查 对异常部位进行初步手诊检查，确定作用区域，活动肘关节，完成前屈、后伸，配合前臂旋前、旋后等动作，检查可活动区域，在排除外伤导致骨骼结构异常的前提下，进行干预调理。

（5）肘部松解术 活动前臂，对肘关节周围组织、肌肉、肌腱进行调理。松解过程中，实时询问、判断，找到粘连、挛缩部位，重点针对肱桡肌、肘肌、肱肌起止点及扳机点进行有效松解，配合旋后肌辅助松解，通过鹰嘴将能量送入关节腔。到活动受限位改善不明显时，改用高能探头，再次调整活动受限状况至极限位。

（6）特定穴位刺激调理部位 如图 5-6 所示。

1）点 A 肱骨外上髁内侧凹陷处，接受调理体位为肘关节被动屈曲、前臂旋前位。

2）点 B 肱骨内上髁外侧凹陷处，接受调理体位为上臂旋后位。

3）点 C 肘横纹的中点，接受调理体位为肘关节屈曲位。

取坐位或仰卧位，需配合肘关节被动活动。

肱骨外上髁炎加肘髎、手五里、天井、手三里、肘尖。

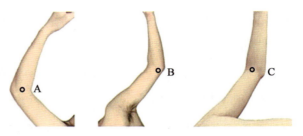

图 5-6 肘部调理部位图示

肱骨内上髁炎加尺泽、孔最、郄门、神门、清灵、肘尖。

（7）常规经络调理　参照阿是穴位置，辨阴阳、虚实进行手六经调理。必要时配合脏腑调理。

（8）筋膜调理　沿手臂线进行筋膜调理干预。

（9）调理参数选择

1）压强　0.14～0.2 MPa（1.4～2.0 Bar）。

2）频率　8～12 Hz。

3）脉冲数　每个点300～700次。

4）调理间隔　2～3天。

5）调理次数　3～5次／疗程。

6）探头　R15、C15、DI15。

（三）腕部

腕关节是由多关节组成的复杂关节，包括桡腕关节、腕骨间关节和腕掌关节，三个关节都相互关联（除拇指的腕掌关节外）。狭义上腕关节指桡腕关节，由桡骨远端、尺骨远端的三角软骨盘和舟骨、月骨、三角骨构成。

1. 应用解剖　腕关节囊韧带主要有腕掌侧韧带、桡腕背侧韧带、腕桡侧副韧带、腕尺侧副韧带、屈肌支持带、腕骨间韧带，配合腕关节肌肉群维持腕关节韧度与强度。腕骨和屈肌支持带在掌侧形成一内凹的近似弓状的腔道，称为腕管，被腕掌侧韧带覆盖，其内有屈肌腱和正中神经通过，尺神经从腕管的浅面通过。

腕关节主要具有屈和伸的功能，也有桡偏和尺偏功能。拇指的腕掌关节为具有两轴面的鞍状关节，故具有屈、伸、内收、外展、旋转及多种活动的功能。桡尺远侧关节与桡尺近侧关节共同完成前臂的旋前和旋后功能（图5-7、图5-8）。

2. 临床常见疾病及诊治　腕管综合征是正中神经在腕管内受压引起的一系列症候群，多见于30～60岁女性。患者手部正中神经支配区感觉异常（麻刺感、蚁走感），持续或进行性加重，以夜间为甚，活动后可缓解。随着病情加重，手指感觉减退或消失，鱼际肌肉萎缩，拇指不能对掌，不能与手掌平面成90°，不能用拇指指腹接触其他指尖，或出现"猿形手"。

（1）诱因　腕管卡压、肌腱滑膜增厚。

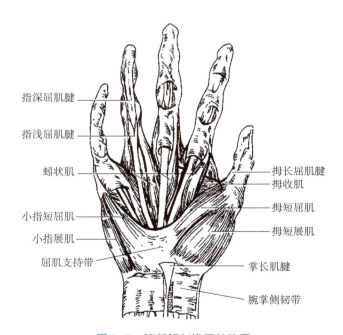

指深屈肌腱
指浅屈肌腱
蚓状肌
小指短屈肌
小指展肌
屈肌支持带
拇长屈肌腱
拇收肌
拇短屈肌
拇短展肌
掌长肌腱
腕掌侧韧带

图5-7　腕部解剖浅层结构图

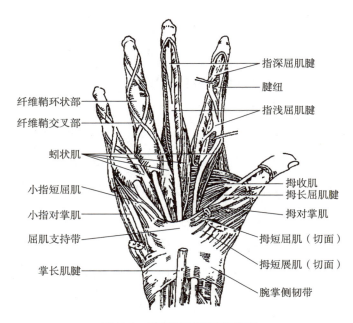

指深屈肌腱
腱纽
指浅屈肌腱

纤维鞘环状部
纤维鞘交叉部

蚓状肌

拇收肌
拇长屈肌腱
拇对掌肌

小指短屈肌
小指对掌肌
屈肌支持带

拇短屈肌（切面）
拇短展肌（切面）

掌长肌腱

腕掌侧韧带

图 5-8　腕部解剖深层结构图

（2）干预前检查　对异常部位进行初步手诊检查，确定作用区域，活动腕关节，完成屈、伸、旋转等动作，检查可活动区域，在排除外伤及骨骼结构异常的前提下进行经络干预调理。

（3）腕部松解术　活动手腕，对腕关节周围组织、肌肉、肌腱进行调理。松解过程中，实时询问、判断，找到粘连、挛缩部位，将能量送入关节腔。

（4）特定穴位刺激调理部位　如图 5-9 所示。

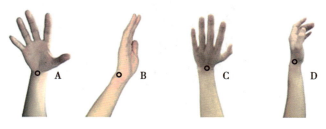

A　　　B　　　C　　　D

图 5-9　腕部调理取位图示

1）点 A　腕掌横纹中点凹陷，要点为边调理边做手背伸动作。

2）点 B　尺骨茎突内侧凹陷，接受调理体位为手掌尺偏位。

3）点 C　腕背横纹中点凹陷，接受调理体位为掌屈位。

4）点 D　拇长伸肌腱与拇短伸肌腱之间的凹陷处，接受调理体位为手掌桡偏位。

可配合腕关节主动及被动活动。

钝痛可配合谷、三间、中泉、外关、养老、腕骨、神门。

锐痛可配太渊、经渠、内关、阴郄、通里、灵道、中泉。

（5）常规经络调理　参照阿是穴位置，辨阴阳、虚实进行手六经调理。必要时配合脏腑调理。

（6）筋膜调理　沿手臂线进行筋膜调理干预。

（7）调理参数选择

1）压强　0.14 ~ 0.2 MPa（1.4 ~ 2.0 Bar）。

2）频率　6 ~ 8 Hz。

3）脉冲数　每个点 200 ~ 300 次。

4）调理间隔　1 ~ 2 天。

5）调理次数　3 ~ 5 次 / 疗程。

6）探头　R15、C15、DI15。

（四）拇指

手的功能是人类进化的重要标志之一，手指关节非常灵敏，在五个手指的完美配合下，可以完成所有精细动作。拇指在手部功能中发挥的作用很大，拇指可以分别与其他四指对合，五指在掌腕的协同下可完成拿、捏、抓、握等动作。

1. 应用解剖　拇指腕掌关节是掌指关节中活动方向最多、活动度最大的关节，可以完成拇指的屈、伸、收、展、环转和对掌运动。拇指腕掌关节共有 5 条韧带，其中囊外韧带 2 条（尺侧副韧带、第一掌骨间韧带），囊内韧带 3 条（后斜韧带、桡腕背侧韧带、前斜韧带）。

拇指腕掌关节周围有许多肌腱、肌肉，其中，拇长展肌腱跨过拇指腕掌关节囊的桡侧，拇短伸肌腱跨过拇指腕掌关节背侧，桡侧腕屈腕肌腱通过拇指腕掌关节掌侧的大多角骨沟，拇长屈肌腱及其腱鞘跨过拇指腕掌关节的尺侧，拇短展肌和拇短屈肌的肌腱跨过拇指腕掌关节前方，这些肌腱、肌肉包绕拇指腕掌关节，在拇指拿、捏时收缩，产生张力（图 5-10）。

2. 临床常见疾病及诊治　拇指腱鞘炎是一种手部肌腱疾病，是指第一掌骨头部的拇长屈肌腱腱鞘炎及第二、三、四、五掌骨头部的屈指肌腱腱鞘炎。表现为指屈伸功能障碍，手指出现卡顿，既不能伸直，也不能屈曲，酸痛难忍，用另一手协助扳动后才能活动，伴有弹响，清晨醒来时明显（晨僵），活动后能减轻或消失；疼痛有时向腕部蔓延；掌指关节屈曲可有压痛，有时可触及增厚的腱鞘、如豌豆大小的结节。

（1）诱因　外伤、劳损、骨关节炎，哺乳期及围绝经期妇女常见。

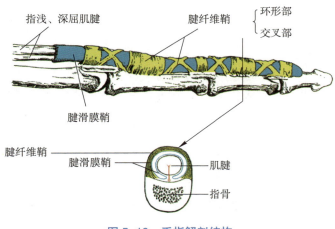

图 5-10　手指解剖结构

（2）干预前检查 对异常部位进行初步手诊检查，确定作用区域，找出肌肉、筋膜、手部小关节粘连或挛缩点，在排除外伤及骨骼异常的前提下，进行常用穴位调理。穴位调理中配合体位调整及肌肉松解术。

（3）拇指关节松解术 活动手腕，对拇指腕掌关节周围组织、肌肉、肌腱进行调理。松解过程中，实时询问、判断，找到粘连、挛缩部位，将能量送入关节腔。

（4）特定穴位刺激调理部位 如图5-11所示。

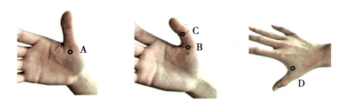

图 5-11 拇指关节调理部位图示

1）点 A 第一掌骨内侧缘。

2）点 B 第一掌指关节掌侧，接受调理体位为掌指关节屈曲位。

3）点 C 拇指远端指间关节，接受调理体位为拇指远端指间关节屈曲位。

4）点 D 第一掌指关节内侧。

需配合掌指关节主动及被动活动。辅助手部常规穴位调理，合谷、中渚、液门、少府、劳宫、少商、商阳、八邪、少冲、中冲。

（5）常规经络调理 参照阿是穴位置，沿肺经、大肠经进行经络调理。必要时配合脏腑调理。

（6）筋膜调理 沿手臂线进行筋膜调理干预。

（7）调理参数选择

1）压强 0.14 ~ 0.18 MPa（1.4 ~ 1.8 Bar）。

2）频率 6 ~ 8 Hz。

3）脉冲数　每个点 200～300 次。

4）调理间隔　1～2 天。

5）调理次数　3～5 次/疗程。

6）探头　R15、C15、DI15。

（五）髋部

髋部是躯干与下肢连接部位，髋关节由股骨头与髋臼构成，是典型的球窝关节。

1. 应用解剖　髋臼内侧月状面被覆关节软骨，髋臼窝内充满脂肪，可随关节内压的增减而被挤出或吸入，以维持关节内压的平衡。髋关节为多轴性关节，能做屈伸、收展、旋转及环转运动。髋肌前群包括腰大肌、髂肌；后群包括臀大肌、臀中肌、臀小肌、两个闭孔肌、孖肌、阔筋膜张肌、梨状肌、股方肌。髋肌肌群协同完成髋部各功能（图 5-12）。

2. 临床常见疾病及诊治　髋关节疾病最常见的症状是疼痛，疼痛的部位是髋关节、大腿近侧，可放射至膝部，可表现为持续痛、静息痛。髋部活动受限，特别是旋转活动受限，或有痛感和短缩性跛行。髋关节和骶髂关节许多疾病患者可表现为 4 字试验阳性。

4 字试验：屈膝并使髋关节屈曲外展外旋，摆成"4"字形状放在对侧下肢（伸直），一手按压对侧髂嵴上，另一手放在膝内侧，双手同时下压，可引起臀髋痛。

（1）诱因　外伤、激素类药物摄入过多，饮酒，骨质疏松，风湿，眼病，皮肤病，股骨颈骨折等。

（2）干预前检查　对髋部进行初步手诊检查，检查髋关节的屈伸运动及关节活动度，完成髋关节 4 字试验，确定作用区域，在排除外伤及骨骼异常的前提下，进行调理。

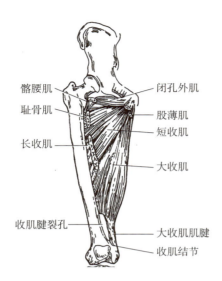

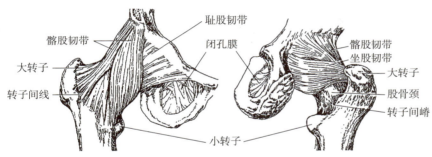

图 5-12　髋部解剖结构

（3）髋关节松解术　活动到受限部位，对髋关节关节腔、韧带、周围肌肉、筋膜进行调理。松解过程中，配合下肢动作活动髋关节，下肢做"4"字形体位，找到粘连、挛缩部位，有针对性地进行周围肌肉与韧带松解。尽可能打开关节，将能量送入关节腔。

（4）特定穴位刺激调理部位　如图 5-13 所示。

1）点 A　腹股沟中点，腿需摆成"4"字形。

2）点 B　髂前上棘下方的凹陷处。

3）点 C　环跳穴附近，调理时应采取侧卧位充分暴露患侧，并取髋关节屈曲内收位或外展位。

4）点 D 坐骨结节处，仰卧位让患者在疼痛耐受的情况下最大范围地屈髋屈膝。

如图取体位，并配合髋关节主动及被动活动。

钝痛取穴：气冲、髀关、冲门、府舍、腹结、横骨、大赫、环跳、环中、秩边、承扶、居髎、左髋＋阴包、膝关、蠡沟 右髋＋阴谷、复溜、涌泉。

锐痛取穴：冲门、气冲、水道、髀关、气穴、关元俞、小肠俞、膀胱俞、急脉、带脉、居髎、环跳、左髋＋膝关、阴包、蠡沟 右髋＋阴谷、复溜、涌泉。

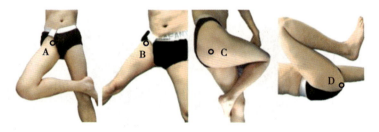

图 5-13 髋部调理部位图示

（5）常规经络调理 参照阿是穴位置，还可循髋关节周围的胆经、膀胱经、脾经、胃经进行经络干预。必要时配合脏腑调理。

（6）筋膜调理 有选择性沿前表现、体测线、螺旋线进行筋膜调理干预。

（7）调理参数选择

1）压强 0.16～0.24 MPa（1.6～2.4 Bar）。

2）频率 8～15 Hz。

3）脉冲数 每个点 200～500 次。

4）调理间隔 1～3 天。

5）调理次数 5 次 / 疗程。

6）探头 D20-S、D20-T。

（六）膝部

膝关节是人体的重要的关节，主要的功能是负重与屈伸，完成直立行走、跑跳、上下楼梯、蹲起等动作。膝关节是承受压力最大的关节，也是最容易受损的关节之一。

1. 应用解剖　膝关节由股骨下端、胫骨上端和髌骨构成，是人体最大、最复杂的关节，属于滑车关节。胫股关节在关节软骨及半月板的协同下，行使负重功能，髌股关节及关节软骨共同完成膝关节屈伸功能。膝关节的关节囊薄而松弛，附着于各关节面的周缘，周围有韧带加固，以增加关节的稳定性。主要韧带有髌韧带、腓侧副韧带、胫侧副韧带、斜韧带、膝交叉韧带。

膝关节屈肌群：股二头肌长头、股二头肌短头、半膜肌、股薄肌。

膝关节伸肌群：股四头肌、股直肌、股外侧肌、股中间肌、股内侧肌（图 5-14、图 5-15）。

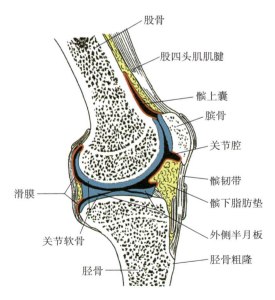

图 5-14　膝侧面解剖结构

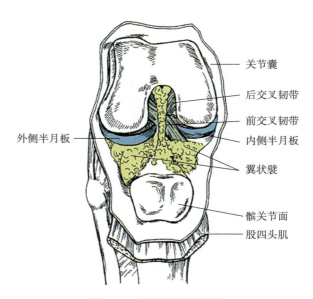

外侧半月板

关节囊
后交叉韧带
前交叉韧带
内侧半月板
翼状襞
髌关节面
股四头肌

图 5-15　膝正面解剖结构

2. 临床常见疾病及诊治　长期从事重体力劳动、剧烈弹跳运动的人，很容易损伤膝关节。主要病症有滑膜炎、交叉韧带撕裂、半月板损伤等。膝盖经常受寒冷刺激的人，容易患慢性膝关节病，如色素沉着绒毛结节性滑膜炎、慢性滑膜炎等。

膝关节活动时疼痛加重，疼痛为阵发性或持续性；通常劳累及夜间更甚，有些患者上下楼梯疼痛明显；膝关节活动受限，甚至出现跛行；可出现膝关节交锁或膝关节积液；关节活动时可有弹响、摩擦音，关节红、肿、痛，严重者可出现关节畸形。

（1）诱因　外伤、风湿、受寒、劳损（如脂肪垫劳损、半月板损伤、膝关节韧带损伤等）、关节退行性变、膝关节创伤性滑膜炎、膝关节骨性关节炎等。

（2）干预前检查　对膝部进行初步手诊检查，检查膝关节的屈伸运动及关节活动度，确定作用区域，在排除外伤及骨骼异常的前提下可进行调理。

（3）膝关节松解术　配合下肢动作活动膝关节，沿膝关节周围肌肉、韧带、筋膜走行进行调理。松解过程中，判断并寻找粘连、挛缩部位，将能量送入膝关节腔内。

（4）特定穴位刺激调理部位　如图5-16所示。

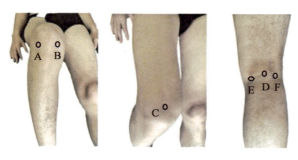

图 5-16　膝部调理部位图示

1）点 A　犊鼻（外膝眼）。屈膝，在髌骨前外侧方凹陷处。

2）点 B　内膝眼。髌骨前内侧凹陷处。

3）点 C　鹤顶。髌骨上部，髌底的中点上方凹陷处。

4）点 D　委中。腘横纹中点。

5）点 E　阴谷。在腘窝内侧，屈膝时，在半腱肌腱与半膜肌腱之间。

6）点 F　委阳。在腘横纹外侧端，当股二头肌肌腱的内侧凹陷处。

取痛侧肢体。点 A、B、C 取仰卧位，屈膝；点 D、E、F 取俯卧位。可配合膝关节主动及被动活动。

辅助穴位：承山、合阳、足三里。

钝痛加阳陵泉、解溪；锐痛加阴陵泉、涌泉。

（5）常规经络调理　参照阿是穴位置，还可循膝关节周围的胆经、脾经、胃经、膀胱经进行经络干预。必要时配合脏腑调理。

（6）筋膜调理　有选择性沿前表现、体测线、螺旋线、前深线、功能线进行筋膜调理干预。

（7）调理参数选择

1）压强　0.14 ~ 0.2 MPa（1.4 ~ 2.0 Bar）。

2）频率　7 ~ 15 Hz。

3）脉冲数　每个点 300 ~ 700 次。

4）调理间隔　2 ~ 3 天。

5）调理次数　5 次 / 疗程。

6）探头　R15、DI15、D20–S、D20–T。

（七）踝部

踝关节由胫骨、腓骨下端与距骨滑车构成，胫骨的下关节面及内外踝关节面共同形成"冂"形的关节窝，容纳距骨滑车（关节头）。踝关节沿横贯距骨体的冠状轴做背屈及跖屈运动。足尖向上，足与小腿间的角度小于 90° 为背屈；反之，足尖向下，足与小腿间的角度大于 90° 为跖屈。在跖屈时，足可做一定范围的侧方运动。

1. 应用解剖　踝关节囊前后较薄，两侧较厚，并有韧带加强。胫侧副韧带为一强韧的三角形韧带，位于关节的内侧，起自内踝，呈扇形向下止于距骨、跟骨、舟骨三骨。由于附着部不同，由后向前可分为四部：距胫后韧带、跟胫韧带、胫舟韧带和位于其内侧的距胫前韧带。胫侧副韧带主要限制足的背屈，前部纤维则限制足的跖屈。腓侧副韧带位于关节的外侧，从前向后排列有距腓前韧带、跟腓韧带、距腓后韧带三条独立的韧带，联结于外踝与距骨、跟骨之间。距腓后韧带可防止小腿骨向前脱位。当足过度跖屈内翻时，易损伤距腓前韧带及跟腓韧带（图 5–17）。

2. 临床常见疾病及诊治　疼痛、水肿、瘀斑，患足的阳面烧灼或针刺感。活动后加重，休息时抑或有疼痛，甚至从睡眠中痛醒，起立或步行可加剧症状。疼痛偶尔可向小腿内侧放射，但一般不超过

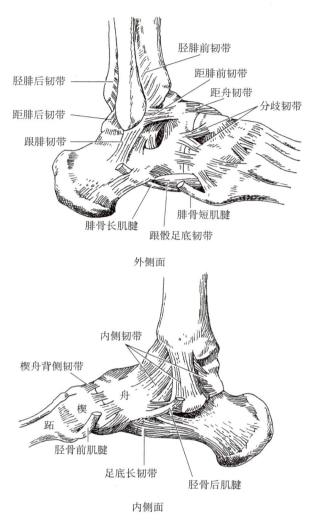

胫腓前韧带
胫腓后韧带
距腓前韧带
距腓后韧带
距舟韧带
跟腓韧带
分歧韧带
腓骨长肌腱
腓骨短肌腱
跟骰足底韧带

外侧面

内侧韧带
楔舟背侧韧带
舟
楔
跖
胫骨前肌腱
足底长韧带
胫骨后肌腱

内侧面

图 5-17　踝部解剖结构

膝关节。足底感觉减退或消失，其范围在内侧神经为内侧三个半趾，在外侧神经为外侧一个半趾，在跟内侧支则为足跟内侧的两点辨别能力明显降低。

外伤引起的疼痛、肿胀、皮下出血、水肿。活动踝关节疼痛加重。检查可以发现伤处有压痛点，踝关节跖屈位加压使足内翻或外翻时疼痛加重。

（1）诱因　外伤、内科疾病、风湿性关节炎、劳损、受寒等。

（2）干预前检查　对踝部进行初步手诊检查，检查踝关节的屈伸运动及关节活动度，确定作用区域，在排除外伤及骨骼异常的前提下可进行调理。

（3）踝关节松解术　配合足部动作活动踝关节，沿踝关节周围肌肉、韧带、筋膜走行进行调理。重点为胫侧副韧带、伸肌下支持带的起止点，松解过程中，判断、寻找粘连、挛缩部位。

（4）特定穴位刺激调理部位　如图 5-18 所示。

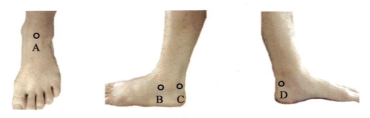

图 5-18　踝部调理部位图示

1）点 A　拇长伸肌腱和趾长伸肌腱之间凹陷处，调理时踝关节保持中立位。

2）点 B　足外踝前下方凹陷处。

3）点 C　外踝尖与跟腱之间的凹陷处。

4）点 D　内踝尖与跟腱之间的凹陷处。

各点需配合踝关节主动或被动活动。

辅助穴位：水泉、大钟、仆参、申脉。

钝痛加商丘、复溜、公孙；锐痛加照海、金门、京骨、束骨。

（5）常规经络调理　参照阿是穴位置，还可循踝关节周围的肾经、脾经、肝经、胃经进行经络干预。必要时配合脏腑调理。

（6）筋膜调理　选择性沿后表线、前表线、体测线、螺旋线、前深线、功能线进行筋膜调理干预。

（7）调理参数选择

1）压强　0.14～0.2 MPa（1.4～2.0 Bar）。

2）频率　7～15 Hz。

3）脉冲数　每个点 400～500 次，共 2 000 次。

4）调理间隔　2～3 天。

5）调理次数　5 次 / 疗程。

6）探头　R15、C15、DI15。

（八）足跟

足部是人体与地面接触的组织，跟骨是足部七块跗骨中最大的一块，位于足后下部，俗称脚后跟。

1. 应用解剖　与跟骨相关的软组织有比目鱼肌、跟腱、拇展肌、趾短屈肌、小趾展肌、足底方肌、足底长韧带、腓骨肌下支持带等（图 5-19）。

2. 临床常见疾病及诊治　足跟痛，其主要表现为单侧或双侧足跟或脚底部酸胀或针刺样痛，步履困难，晨起疼痛最为显著。

（1）诱因　长期久立、行走，长期或慢性损伤，足跟脂肪纤维

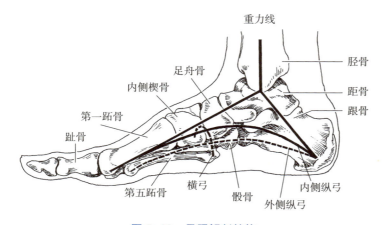

图 5-19　足跟解剖结构

炎，跟腱周围炎，跟部滑囊炎，跟骨骨刺，跖腱膜炎，跟骨病（骨髓炎、肿瘤、畸形性骨炎），距跟关节炎等。

（2）干预前检查　查足跟部及周围软组织状态，观察患者赤足步行时步态，与对侧肢体进行对比。观察足底气血情况。

（3）足跟部松解术　足跟部肌肉组织较少，选择较小的能量，先进行足底筋膜纵行松解，配合足五趾的屈伸动作及踝关节活动，围绕足跟周围肌肉、韧带、筋膜走行进行调理。重点为胫侧副韧带、伸肌下支持带的起止点，松解过程中，判断并寻找粘连、挛缩部位。

（4）特定穴位刺激调理部位　如图 5-20 所示。

1）点 A　跟骨与脂肪垫之间的凹陷处。

2）点 B　足跟正中靠赤白肉际处。

3）点 C　内踝尖下距骨与跟骨之间的凹陷处。

4）点 D　外踝尖下与点 C 相对应的外侧点。

点 C、D 可配合踝关节被动活动。

辅助穴位：水泉、照海、公孙、太白、涌泉、申脉、仆参、金门　京骨、束骨。

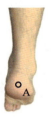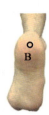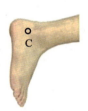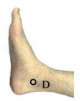

图 5-20　足跟调理部位图示

（5）常规经络调理　参照阿是穴位置，还可循足跟周围的肾经、脾经、肝经进行经络干预。必要时配合脏腑调理。

（6）筋膜调理　有选择性地沿后表线、体测线、螺旋线、前深线对疼痛相关区域进行筋膜调理干预。

（7）调理参数选择

1）压强　0.14 ~ 0.2 MPa（1.4 ~ 2.0 Bar）。

2）频率　8 ~ 12 Hz。

3）脉冲数　每个点 400 ~ 500 次。

4）调理间隔　2 ~ 3 天。

5）调理次数　5 次 / 疗程。

6）探头　R15、C15、DI15。

（九）颈部

颈部位于头颅与躯干的连接处，脊柱的七块颈椎是重要支撑，在颈部皮肤下有呼吸道、食管、甲状腺，颈部有着重要的血管与神经，这些血管与神经是脑与肢体及脏器能量与信息交换的重要通道，同时在中医经络理论中，人体除手厥阴心包经外的十一条经络及重要的任督二脉均经过颈部。可见颈部在人体的重要作用。

1. 应用解剖　颈部主要肌肉有浅层的胸锁乳突肌，位于颈两侧，起于胸骨柄和锁骨上缘，斜向下止于下颌乳突，单侧收缩，头向同侧屈，并转向对侧，两侧同时收缩头后伸；斜方肌位于颈后，起于项韧带、颈椎棘突，止于锁骨、肩峰内缘及肩胛冈下缘，两侧同时收缩头后仰，单侧收缩头向同侧倾斜、面后仰旋向对侧；颈部深层肌肉按功能分为两类，一类起于颈椎，止于颈椎外的骨或韧带，作用是使颈椎向不同方向倾斜或旋转，如颈前的斜角肌两侧同时收缩头颈前倾，单侧收缩颈向侧前方倾斜；颈后的肩胛提肌、小菱形肌、头夹肌、颈夹肌两侧同时收缩颈后倾，单侧收缩颈向侧后方倾斜。另一类是起于颈椎，止于其他颈椎或胸椎，作用是阻止颈椎向不同方向弯曲，如位于颈椎前部的颈长肌、头长肌，两侧收缩时颈前屈，单侧收缩时颈向同侧前方屈曲；位于颈椎后部的半棘肌，两侧收缩时颈后伸，单侧收缩时颈向同侧后方屈曲。

颈部韧带的主要作用是加强椎骨之间的稳固性，防止颈部过度活动，如前纵韧带、后纵韧带。黄韧带位于椎板之间，弹性较大（图 5-21、图 5-22）。

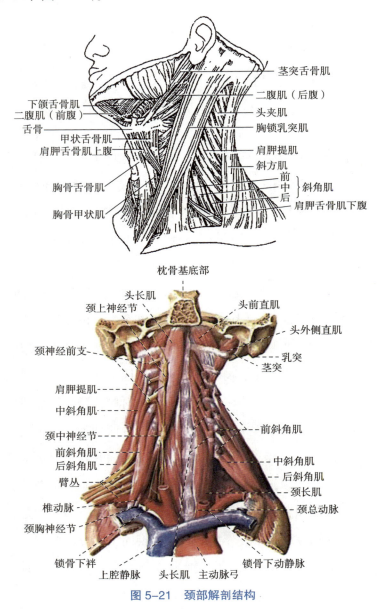

图 5-21　颈部解剖结构

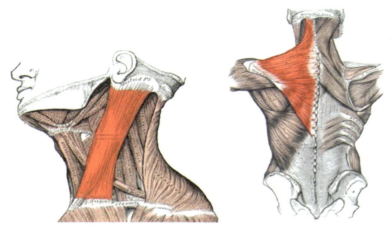

图 5-22　胸锁乳突肌、斜方肌示意图

2. 临床常见疾病及诊治　主要表现为局部疼痛，颈部不适及活动受限等。症状常于晨起、劳累、姿势不正确及寒冷刺激后突然加剧。早期可有头颈、肩背部疼痛。疼痛剧烈时，不能触碰颈部，触压则痛，头颈部不敢转动或侧弯（转动时往往和躯干一同转动）。颈部肌肉可有痉挛，有明显的压痛。急性期过后常常伴有颈肩部和上背部酸痛，活动受限等。晨起后"脖子发紧""僵硬"，活动不灵活或出现响声，少数人可出现短暂的上肢和手部反射性疼痛、麻木。

（1）诱因

1）颈椎病　由于长时间伏案工作、使用电脑、高枕睡眠、驾车引发黄韧带弹性减退，致颈椎发生退行性变，当颈椎退变到一定程度后就会造成颈椎骨质增生，出现骨性病变，颈椎间盘突出可压迫颈神经根。

2）颈部肌肉劳损　由于颈部软组织反复的急慢性损伤，引发颈部肌肉创伤性无菌炎症及疼痛。

3）颈椎外伤　如车祸、跌倒、撞击等，损伤颈部肌肉、骨骼等。

4）落枕　当颈部扭伤或睡觉姿势不正确，或者风寒湿邪等入侵颈部，使颈椎关节出现错位。这种疼痛多为突然发作，转动脖子疼痛加重。

（2）干预前检查 人体是一个整体系统，颈部与躯干及上肢紧密相连，在区分单纯性颈椎或颈部软组织问题时经常会牵涉到肩部问题，颈椎周围分布着大量中枢神经分支，故颈部异常也多伴随系统性问题，如头痛、眩晕等，因此对颈部的干预需加强系统观念。

对颈部进行初步手诊检查，检查是否存在压痛点、扳机点，是否存在肿块，肌肉是否对称、僵硬，颈部皮肤温度及颜色，颈椎的活动是否受限（颈椎的生理运动包括前屈、后伸、侧屈、旋转等）等。确定作用区域，活动头、颈、肩，测算颈部活动最大范围。在排除外伤及骨骼结构异常的前提下，进行经络干预调理。

（3）颈部松解术 活动头部、颈部至受限处，对受限部位周围组织、肌肉、肌腱及颈椎进行调理。开始调理时，可以先梳理颈部周围的肌肉，包括斜方肌、颈夹肌、颈后肌、肩胛提肌、冈上肌等，当体表的皮肤微微发红后，针对压痛点进行局部松解。

1）嘱患者活动颈部（包括前屈、后伸、侧屈、旋转等），当关节活动至最大角度时，针对压痛点及僵硬的肌肉进行松解。在梳理过程中，可用另一只手为患者增加适度阻力，使患者颈部肌肉做等长运动。

2）将探头固定在痛点上，嘱患者缓慢活动颈椎，直至关节活动到最大运动角度，在运动过程中，可用另一只手为患者增加适度的阻力，使患者的颈部肌肉做等张运动。

（4）特定穴位刺激调理部位 如图 5-23 所示。

1）点 A 哑门。在颈部，后发际正中直上 0.5 寸，第一颈椎下。

2）点 B 风池。在颈部，枕骨之下，胸锁乳突肌上端与斜方肌上端之间的凹陷处。

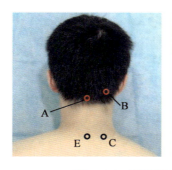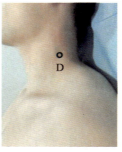

图 5-23　颈部调理取位图示

3）点 C　肩中俞。在背部，第七颈椎棘突下，旁开 2 寸。

4）点 D　天窗。在颈外侧部，胸锁乳突肌后缘，与喉结相平。

5）点 E　大椎。在后正中线上，第七颈椎棘突下凹陷中。

取坐位，各点配合头颈部主动及被动活动，点 B、C、D 双侧取。

辅助穴位：天窗、天容、人迎、水突、扶突、天鼎等（在痛点进行调理）。

钝痛加魄户、膏肓、神堂、肾俞。

锐痛加肺俞、心俞、肝俞。

（5）常规经络调理　中医称头为六阳之首，而在人体的十四正经中，除手厥阴心包经没有入头外，其余所有经络均经颈部上达头部。头是人体的"指挥官"，因此任何一条经络出现障碍，均可导致相关系统运行异常，也可以引发颈部不适。可根据患者整体系统平衡状态，有目的地对问题系统经络进行干预调理。

（6）筋膜调理　有选择性地沿后表线、前表线、体测线、螺旋线、前深线进行筋膜调理干预。

（7）调理参数选择

1）压强　0.14～0.26 MPa（1.4～2.6 Bar）。

2）频率　8～15 Hz。

3）脉冲数　每个点 200～600 次。

4）调理间隔　1~3天。

5）调理次数　3~5次/疗程。

6）探头　C15、D20-S、D20-T、DI15、R15。

（十）腰部

腰部是人体躯干部通过盆骨、骶骨、髋骨与下肢连接的重要部位。腰部包括5块腰椎骨、1块骶骨、1块尾骨。腰椎对人体直立起着重要作用。

1. 应用解剖　腰椎周围的肌肉从内到外主要有多裂肌、腰方肌、腰大肌、腰小肌、腰髂肋肌、背阔肌等，韧带有前纵韧带、髂腰韧带、骶髂前韧带、骶髂后韧带，肌肉与韧带协同发挥固定及完成腰部活动的功能。腰部前方对应人体下腹及盆腔，腹腔及盆腔内有重要的人体器官，如肾、膀胱、大肠、生殖器等（图5-24、图5-25）。

2. 临床常见疾病及诊治　腰部常见的疾病有腰肌劳损、腰椎间盘退行性病变、腰外伤、硬膜外麻醉后遗症、风湿病、类风湿等，表现多为局部肌肉僵硬，不能提重物，平卧或久坐、久立使腰部酸胀，腰

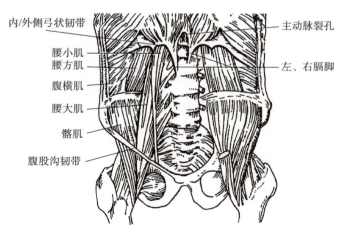

图5-24　腰部深层解剖结构

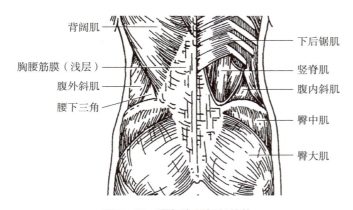

图 5-25　腰部浅层解剖结构

椎退行性病变挤压下肢神经还可引发下肢神经痛；同时腹腔及盆腔内脏器异常也可引发腰局部酸胀或疼痛。

（1）诱因　感受外邪、肾虚精亏、年老多病、闪挫跌扑、气血瘀滞、脊柱骨关节及其周围软组织疾病。

（2）干预前检查　与颈部相同，腰部与脏腑及下肢联系紧密，同时，腰椎为半活动关节，在检查与判别过程中需要更多地关注患者的整体问题，在系统思想指导下进行必要的肌肉及经络干预。检查过程还需配合下肢运动，以更多地暴露问题。

（3）腰部松解术　围绕腰、骶髂周围肌肉、软组织进行深度松解，对肌肉组织丰富的区域可加大剂量，如腰大肌、背阔肌区域，有针对性地对腰椎周围夹脊肌进行松解，同时将能量送入对应椎间隙中，放松肌肉，改善气血循环。

（4）特定穴位刺激调理部位　如图 5-26 所示。

1）点 A　肾俞。在腰部，第二腰椎棘突下，旁开 1.5 寸。

2）点 B　大肠俞。在腰部，第四腰椎棘突下，旁开 1.5 寸。

3）点 C　膀胱俞。在骶部，骶正中嵴旁 1.5 寸平第四骶后孔。

4）点 D　环跳。在股外侧部，侧卧屈股，股骨大转子最凸点与

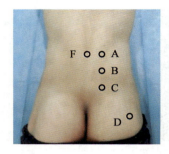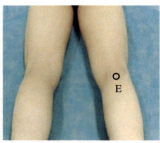

图 5-26　腰部调理部位图示

骶管裂孔连线的外 1/3 与中 1/3 交点处。

5）点 E　委中。在腘横纹中点，股二头肌肌腱与半腱肌肌腱的中间（委阳：在腘横纹外侧端，股二头肌肌腱的内侧）。

6）点 F　命门。在腰部，后正中线上，第二腰椎棘突下凹陷中。

取俯卧位，点 A、B、C、D、F 双侧取，点 E 配合膝关节被动屈曲。

（5）常规经络调理　有选择性地沿膀胱经、胆经针对臀部及腘窝周围进行干预，也可进行整条经络干预。

（6）筋膜调理　有选择性地沿后表线、前表线、体测线、螺旋线、前深线进行筋膜调理干预。

（7）调理参数选择

1）压强　0.16 ～ 0.3 MPa（1.6 ～ 3.0 Bar）。

2）频率　8 ～ 15 Hz。

3）脉冲数　每个点 800 ～ 1 000 次。

4）调理间隔　1 ～ 3 天。

5）调理次数　5 次 / 疗程。

6）探头　D20-S、D20-T、D35。

四、综合集成医学骨关节疼痛整体性干预医案

数字课程学习……

⌨案例分享　　💻拓展阅读

第六章

「三高」的综合集成医学观

随着经济的飞速发展和科技手段的快速更新，人们对于自身健康的关注度日益提升。在常规意义上，人口老龄化、不良的生活习惯、不健康的饮食结构、社会压力的日益加大等成为威胁人类健康的重要因素。

大众普遍认为，"三高"若不及时用药物干预，最终将导致严重的心脑血管疾病。为延缓病情，人一旦被确定为"三高"，将终生服药。

综合集成医学将从三个方面研究"三高"问题：①什么是"三高"②为什么会"三高"③如何解决"三高"。

一、什么是"三高"

"三高"是高血压、高脂血症、高血糖的简称。

1. 血压是指血液在血管内流动时作用于单位面积血管壁的侧压，它是推动血液在血管内流动的动力。血压在不同血管内被分别称为动脉血压、静脉血压和毛细血管血压，通常所说的血压是指体循环的动脉血压。血压的意义在于可以辅助判断心功能，间接衡量外周血管的阻力。血压是人体生命体征的重要参数之一。

高血压指收缩压/舒张压高于正常值，通常以 140/90 mmHg 为临界值，>140/90 mmHg 为高血压。

2. 血脂是血浆中的中性脂肪（甘油三酯）和类脂（磷脂、糖脂、固醇、类固醇）的总称，包括甘油三酯（TG）、总胆固醇（TC）、高密度脂蛋白胆固醇（HDL-C）、低密度脂蛋白胆固醇（LDL-C）、载脂蛋白 A1（ApoA1）、载脂蛋白 B（ApoB）。它们是细胞基础代谢的必需物质。血脂能反映体内脂类代谢的情况。

高脂血症指血中胆固醇或甘油三酯含量过高或高密度脂蛋白胆固

醇过低，现代医学称血脂异常，是导致动脉粥样硬化的主要因素，是心脑血管疾病发生发展的危险因素。

3. 血中的葡萄糖称为血糖（Glu）。葡萄糖是人体的重要组成成分，也是能量的重要来源。血糖的意义是反映体内糖类代谢的情况。

高血糖正常情况下空腹血糖：3.92 ~ 6.16 mmol/L（氧化酶法或己糖激酶法）。餐后血糖：5.1 ~ 7.8 mmol/L（氧化酶法或己糖激酶法）。餐前或餐后血液中葡萄糖含量高于正常值即为高血糖。

综合集成医学强调人体是开放复杂巨系统，开放说明人体是与整体环境、时空时时关联的；复杂说明人体任何一个表情、动作、体征或检验指标的变化不只代表一个或几个含义；巨系统说明人体内部的所有细胞、组织、器官、系统组成的是一个庞大的系统，系统内任何一个细小的变化都会影响到人体的健康状况。

现代医学对人体疾病的探究在还原论的指导下对人体进行统计学意义的、科学的、层层深入的剖析，从系统问题的表现出发，聚焦到某些特定器官，进而发现特定器官的某些组织或特殊细胞的变化，再进一步深入研究发现，细胞、体液中某些特殊的化学物质如蛋白质、酶、离子等超出正常范围，或是细胞中 DNA 的某个片段异常或表达异常，于是检测人体理化指标的波动成为判断疾病的依据，尽早纠正指标到正常范围成为治疗疾病首选方案。

综合集成医学认为，人体从健康态到疾病态或是从疾病态到康复态是一个相当复杂的过程，不是一个简单的从量变到质变的过程。当外界致病因素与人体系统不平衡的潜在危机累积到一定程度并相互作用时，人体处于某一系或多个系统的疾病态；当体内某一系统存在潜在危机，但外界协同条件尚未达到引发疾病的程度时，人体处于非疾病态亚健康态；当人体系统平衡没有潜在危机，但遇到外界破坏性条件，引发健康问题（如外伤），则人体处于非健康态亚疾病态；当人体系统平衡，外界影响因素很少，人体处于健康态。外界因素与人体系统任何一个细微的变化都可以改变身体状态，可见系统内、系统间的平衡，以及系统内外平衡是健康的充要条件。

对于综合集成医学而言，单纯的"三高"是亚健康态。"三高"不是疾病，是系统失衡的信号。有内在因素，也有外界影响，同时，信号有真有假，需要认真辨别，辨别信号可能引发危险的紧急状况及严重程度，不可千篇一律地依赖终生服药来控制相关指标。

二、为什么会"三高"

（一）血压的形成

流动的液体对容器或管道壁会产生压力。心脏是动力源，血液是流动的液体，血管是输送液体的管道。显而易见，血压与这三者是密不可分的。

液体的流动需要一定的动力来源。血液作为循环系统内流动的液体，在心脏有节奏的收缩和舒张下流动，在全身血管内运行。心脏的四个腔室及大血管中有单向瓣膜，保证血液单向流动。

心脏的搏动源于自律性心肌的窦房结，窦房结位于上腔静脉与右心房结合处。由窦房结产生的电生理波是节律性冲动，经生理活性的传导束支，一方面传递到左右心房，使心房收缩；另一方面，经结间束传到房室结，引发心室收缩，其顺序为窦房结产生冲动，引起心房搏动，继而引发心室搏动。窦房结内的细胞在静息状态下每分钟可以发出 60~100 次冲动，所以心率一般为 60~100 次 /min。窦房结主要受右侧迷走神经和交感神经支配。

收缩压：心脏收缩时，血液射向动脉，动脉内的压力上升，在心脏收缩的中期，动脉内压力最高，此时血液对血管侧壁的压力称为收缩压，亦称高压。

舒张压：心脏舒张末期，血液暂时停止射入动脉，而已流入动脉的血液因血管壁的弹力和张力作用，继续流动，对血管壁仍有压力，这时的血压称为舒张压，亦称低压。

（二）血压的测量与相关因素

血压通常指人体上肢肱动脉压力。血压测量方式分为有创测量与无创测量两种。目前常用的肘式、腕式、表式血压计均为无创测量仪，即通过血压计的压力传感器检测血管搏动产生的压力。

第一台肘式袖带血压计是俄罗斯医生科罗特科夫发明的，测量装置包括充气用的袖带与皮球，袖带连接测压计。测量时将听诊器听诊头置于肱动脉搏动较明显的位置，通过袖带将听诊头固定在受试者的上臂，经皮球向袖带内充气，到袖带压力阻断肱动脉血流时停止充气，此时听筒内没有任何声音。打开皮球泄气阀缓慢降低袖带内的压力，当袖带压刚好小于肱动脉血压时，血流冲过被压扁动脉会产生湍流引起振动声，叫科罗特科夫氏音（简称科氏音），第一次听到科氏音时测量的是心脏收缩期的最高压力，即收缩压；继续放气，袖带内压逐渐降低，此时声音慢慢变得低沉而长，当袖带压与心脏舒张时的最低血压相当时，科氏音消失，此时所测得的压力读数为舒张压。

无创血压是一种间接测量血压的方式，数值的精确度及有效性依靠采集者操作正确与否，被采集者的状态、体位、测量部位，测量器具的灵敏度、精度，算法的精确程度。目前已采用电子科氏音法代替人工科氏音法，以降低测量人员差异性带来的影响。在一定程度上减少了人为误差。

有创血压是将压力传感器通过开放手术或微创的方式放置在需监

测血压的特定血管内进行直接测量的方式。该测量方式精确度高，但操作复杂，且对人体有伤害，只适用于医疗场景。

（三）血压的高低

心脏是一个受神经－体液因素控制、结构极为复杂的器官，心脏的周期运动在动脉内产生了脉动条件。因此，血液流动不是完全简单的定常流，而是脉动流。

血液是一种含有大量固体成分（血细胞）悬浮物的黏稠的液体，血液包含了血细胞、蛋白质、低密度脂质、养分、代谢物、离子，红细胞占血液体积的40%左右。由于红细胞具有聚集性及变形能力，因此对血流动力学影响很大。

血管按构造及功能可分为动脉血管、静脉血管、毛细血管三种。血管分布在全身组织与细胞间。在体循环中，左心室收缩，主动脉将心脏射出的血液输送至身体各级组织，主动脉及大动脉逐渐分支，形成大量分布于组织与细胞间的动脉毛细血管，将动脉血送达身体的每一个细枝末节，经过组织细胞交换，再由同等数量的静脉毛细血管回收，经组织间的静脉血管将血液引导回心脏的右心房。在肺循环中，右心室收缩，肺动脉将右心室从体循环回收的血液经肺动脉输送到肺，经肺泡周围的毛细血管，进行氧气交换，再经肺静脉回到左心房。

大动脉管壁较厚，有丰富的弹性纤维，具有扩张性，利用大动脉的弹性回缩能力，可以将左心室收缩期产生的能量以势能的形式贮存，大动脉常被称为弹性贮器血管。

小动脉及微动脉管径小，管壁薄，含有丰富的平滑肌。在小动脉及微动脉逐级分支而直径变小的过程中，平滑肌的收缩与舒张改变血流的阻力，显著影响器官与组织中的血流量。小动脉及微动脉被称为外周血管，因血液在血管中流动受阻多发生在小动脉及微动脉，故也称为阻力血管，所产生的阻力为外周阻力，也称毛细血管前阻力，对血压影响较大。

毛细血管连接于微动脉与微静脉之间，管径最小，数量最多，总的横截面积最大，血流速度最慢，管壁最薄，仅由单层内皮细胞和基膜组成，通透性很好，有利于血液与组织进行物质交换，故毛细血管被称为交换血管。

大静脉和相应的动脉相比，数量大，管径大，管壁薄，易扩张。通常在安静状态时，静脉内容纳 60%～70% 的循环血量，故又称容量血管。大静脉前端同样有小静脉及微静脉，与小动脉及微动脉结构相似，也会因血管管径变化对血液流动产生阻力，该阻力称毛细血管后阻力。

通过对血液流动的初步了解，不难发现，影响人体血压的因素很多。通常情况下，循环系统内影响血压的因素如下。

1. 每搏输出量　反映心脏射血功能的强弱和心肌收缩性，对收缩压影响较明显，每搏输出量增大时，射血多，收缩期血压增高，反之降低。

2. 外周阻力　增加会导致心脏收缩期血液向外周流动的阻力增大，导致向外周流动的血液减少，造成舒张期主动脉内的血液总量增加，引起舒张压增高，反之降低。

3. 血管弹性　主要反映脉压的变化，血管弹性降低时，脉压增大，反之降低。

4. 心率　对血压的影响主要是收缩期与舒张期的时间变化，心率增快时，心脏舒张时间减少，搏出量减少，从而影响血压。

5. 血容量　当血容量少、管腔内血液量不足的时候，不能对血管内壁形成有效压力，这时候血压偏低，收缩压低有时可反映血容量不足。

6. 血液黏度 通常血液黏度越高，血压也会相对越高。正常人的血管内膜是光滑的，血液黏度高的人群血管内膜下会逐渐形成粥样硬化斑块，动脉壁的弹性下降、脆性增加。引发血管硬化、弹性下降、管径狭窄，引起血流阻力增加，会进一步导致血压上升。

以上任何一个因素发生变化均会引起血压的波动，当多个因素共同作用时，就会形成相互干扰的作用，进而加重不良因素的影响。

（四）血糖与血脂的高低

血液是人体循环系统中的液体，该液体是一种红色不透明的黏稠液体，由液体成分血浆和固体成分血细胞组成。1 L 血浆含有 900 ~ 910 g 水，65 ~ 85 g 蛋白质，20 g 低分子物质。正常人的血液占体重的 8%。血液是维持生命活动的重要物质之一。血液在体内循环过程中与各组织、器官完成物质交换，其中红细胞主要负责运送氧气带走二氧化碳；白细胞负责杀灭细菌，抵御炎症，参与体内免疫过程；血小板负责止血；血浆是血液的重要组成部分，主要作用是运载血细胞，其主要成分包括水、血浆蛋白、电解质、营养素、酶类、激素、胆固醇等。血浆蛋白能维持有效血浆胶体渗透压，参与维持血液酸碱平衡，运输营养物质和代谢物质。

血浆中主要营养物质有各类蛋白质、葡萄糖、氨基酸、脂肪等。在研究血糖与血脂前，必须先了解血糖与血脂的产生与利用。

1. 血糖的产生 ①食物的消化、吸收；②肝内储存的糖原分解；③脂肪和蛋白质的转化。

2. 血糖的利用 ①为各个组织的氧化、分解工作提供能量，是血糖的主要出路；②在肝、肌肉中进行糖原的合成；③转变成其他的糖及衍生物，比如核糖、氨基酸等；④转变为非糖物质，如脂肪、非必需的氨基酸；⑤血糖浓度过高可以经尿液排出。

3. 血脂的产生　途径有 2 种，包括内源性途径和外源性途径。内源性血脂主要经肝来合成，供给人体新陈代谢和生命活动的能量，而外源性血脂主要通过饮食摄入，经消化系统消化吸收进入血液。在一般情况下，内源性血脂和外源性血脂彼此制约，此消彼长。

4. 血脂的利用　在正常的生命活动过程中，体内有部分脂肪酸会被氧化为水和二氧化碳，提供能量。当机体处于寒冷、饥饿时，甘油三酯也能转化为葡萄糖，供重要器官使用。胆固醇用于合成脂质类激素、组成细胞膜等。高密度脂蛋白吸收组织中多余的胆固醇，运输到肝，加工为胆汁酸排出体外。

对于血脂与血糖来说，在正常情况下，体外摄入及体内合成与生理消耗处于平衡态，测得血液中的血糖与血脂的含量在正常范围内，当三者的平衡被打破时就会出现检测值过高或过低的现象。

三、如何解决"三高"

"三高"的形成是长期、慢性代谢障碍导致的，是系统失衡的外在表现。代谢障碍需要及时纠正，前提要辨证施治。

（一）高血压的调治

高血压的早期表现多为眩晕、头痛、耳鸣、疲倦、心律失常等。在《黄帝内经》中有"诸风掉眩，皆属于肝""髓海不足，则脑转耳鸣，胫酸眩冒，目无所见，懈怠安卧"的记载，说明高血压与肝、肾有直接关系。朱丹溪指出"无痰不作眩"，即无痰不眩、无痰不晕，说明痰与火是引起眩晕的另一种原因。此处的"痰"在中医分有形之痰与无形之痰，有形之痰是常见的肺内或气道排出的黏液，无形之痰指的是类似脂肪的物质，其物性与肺痰具有相同的污秽、黏滞、稠厚的特征，隐匿在身体的组织间、血液中，携带体内过多的寒湿之气，阻碍气血流通。

眩晕，症表现在头，而性有虚实。虚证因气血亏虚，肾精不足导致脑髓空虚，致头部失养；实证是由于肝阳上亢，痰火上逆，瘀血阻窍而致。相对而言，实证的远期风险远大于虚证，因经络阻滞，致头部气血不畅，极易形成突发的气机逆乱，脑供血不足，易发晕厥或中风。

眩晕发生的中医机制如下。

1. 长期精神紧张，恼怒忧思，可以造成肝气内郁，郁久化火，耗伤肝阴，使阴不敛阳，肝阳偏亢，上扰头目，而出现头痛、头晕、易怒等症状。肝肾两脏关系十分密切，肝肾同源，肝郁日久化火，可灼伤肝肾阴，造成肾的浮阳上越，肝阳上亢，而出现眩晕、耳鸣、失眠等症状。

2. 过食肥甘厚味或饮酒过度，伤及脾胃，以致湿浊内生，湿浊久蕴则化火、化热，火灼津液成痰，痰浊阻滞脉络，出现头痛、头晕。

3. 劳伤过度和年老肾虚致肾阴不足，肝失所养，可出现眩晕、乏力、倦怠等症。

案例分享 6-1

肝、脾、肾三脏功能失衡是引发眩晕（高血压）的源头，综合集成医学调治原则：首先调整自身生活方式，饮食有节，劳逸结合，适度运动、调控情志，静心养气，减少肝、肾、脾三脏的负担。其次可以通过经络干预，辨证施治，补虚泻实，调整阴阳。通过经络干预对肝、肾、脾系统进行系统内及系统间的平衡调控，达到补肾虚，填精髓，调肝肾；益气血，调脾肾，潜阳、泻火、化痰、逐瘀的目的。

（二）高血糖、高脂血症的调治

中医证治中并无糖尿病，但有消渴，常见表现为多饮、多尿、多食，消瘦、乏力、尿甜。中医对消渴的分类有上消、中消、下消，与之相对应肺、脾（胃）、肾三脏的肺燥、胃热、肾虚。

中医证治中也无高脂血症，但有对眼睑黄色瘤及体态臃肿、易疲惫、记忆力下降等过早衰老迹象调治的记载，可与高脂血症相当。中医认为，素体脾虚，痰湿内盛，运化不利，致脂浊郁积；或阳盛之体，胃火索旺，恣食肥甘，致痰热壅积，化为脂浊；或痰积日久，入络成瘀，而使痰瘀滞留；或年老体虚，脏气衰弱，肝肾阴虚，至阴不化血，反为痰浊，痰积血瘀，亦可化为脂浊，滞留体内。高脂血症可由脾虚，肝郁、胃热，肾弱所致。

糖类与脂类是人体生存所必需的能量物质，不能高或低于常规值，因此无论高低，对其调控都应从摄入、合成、利用三方面综合考量。综合集成医学认为，常规体检发现的高脂血症、高血糖等问题应予以高度重视，但不可依靠简单用药来调控指标。

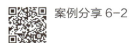 案例分享 6-2

四、综合调治"三高"

"三高"是身体慢性代谢性问题的外在表现，既然为慢性，就给调治者预留了一定的时间与空间，预留的时间可以让医者指导患者及时调整人为可控的生活方式及饮食习惯，合理运动，减少外部干扰的影响因素，充分发现身体内在问题的根源，预留的空间可以让医者综合辨证，选择合理的调治方式与方法。

综合集成医学通过案例实践得出结论，及时停止不适当的药物干预，进行系统性经络干预，调节身体平衡，完全可以控制高血压不再进一步危害体内其他脏器。即使长期用药可能仍不能消除"三高"的症状，相反，长期服药可能会影响身体的脏器功能，甚至危及生命。通过及时的经络干预与调控，可以部分恢复一些脏器的功能，使其从严重不平衡的状态慢慢恢复到低平衡状态。

疾病是各系统严重失衡的局部表现，临床检查结果是系统失衡的定量描述。综合集成医学非对抗疗法通过对定量指标的系统分析，找到人体系统结构、人体系统功能失衡的原因，平衡人体系统结构、人体系统功能、人体系统环境，制订精准的调理方案，通过无创的压力波技术对人体经络、穴位进行精确的调理，使人体系统结构、人体系统功能、人体系统环境逐渐恢复平衡。激活人体的自愈系统，发挥了很好的疗效。

五、综合集成医学"三高"整体性干预医案

数字课程学习……

🖥 案例分享　　🖥 拓展阅读

第七章
人体经络与穴位

经络学说是中医学的重要组成部分，早在《黄帝内经》中就有关于经络的详细记载。古代医学认为，经络是气血运行的通道，是联系人体与外界、体内脏腑与体表的枢纽，是人体内外信息沟通的渠道。

经络学说是藏象学说的补充，即人体除了脏腑外，还包括联络脏腑间的经络——经脉和络脉，其中主要有十二经脉、奇经八脉、十五别络，以及从十二经脉分出的十二经别。络脉又分为浮络（体表部位的脉络）及孙络（络脉最细小的分支）。

《灵枢·经别》："夫十二经脉者，人之所以生，病之所以成，人之所以治，病之所以起，学之所始，工之所止也。粗之所易，上之所难也。"可见每一经络都与各内在脏腑相联属，通过经络把人体内外各部组织器官联系起来，构成一个整体。外邪可以循经络内传至脏腑，脏腑内病变亦可沿经络反映到体表或经络循行的路径上。

《扁鹊心书》："学医不知经络，开口动手便错。"

一、手太阴肺经

手太阴肺经为手三阴经之一，与手阳明大肠经相表里，五行属金。上接足厥阴肝经于肺内，下续手阳明大肠经于示指。经脉分布于胸前、上肢内侧前、拇指桡侧，属肺，络大肠，环循胃口，阴气盛。本经首穴是中府，末穴是少商，左右各 11 穴。

经脉循行：自中焦的胃脘部起，向下联络大肠，回过来沿着胃的上口，贯穿膈肌，属肺，从肺系（气管、喉咙）横行出于胸壁外上方（中府），走向腋下，沿上臂前边外侧，行于手少阴心经和手厥阴心包经的外面，下至肘中（尺泽），再沿前臂桡侧下行，至寸口（桡动脉搏动处），沿大鱼际外缘出拇指之桡侧端（少商）。它的支脉从腕部桡骨茎突上方（列缺）分出，经手背虎口部至示指桡内侧端（商阳）。脉气由此与手阳明大肠经相接（图 7-1）。

《灵枢·经脉》："肺手太阴之脉，起于中焦，下络大肠，还循胃口，上膈，属肺，从肺系横出腋下，下循臑内，行少阴、心主之前，下肘中，循臂内上骨下廉，入寸口，上鱼，循鱼际，出大指之端：其支者，从腕后直出次指内廉，出其端。"

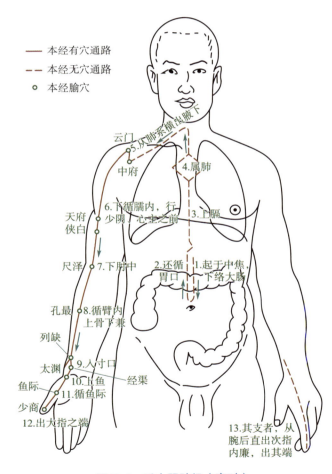

图 7-1 手太阴肺经（寅时）

1. 中府

【定位】在胸前壁外上方，云门下1寸，平第一肋间隙处，距前正中线6寸。

【主治】①咳嗽，气喘，胸部胀满，胸痛；②肩背痛。

2. 云门

【定位】在胸前壁外上方，肩胛骨喙突上方，锁骨下窝凹陷处，距前正中线6寸。

【主治】①咳嗽，气喘，胸中烦痛；②胸痛，肩背痛。

3. 天府

【定位】在臂内侧面，肱二头肌桡侧缘，腋前纹头下3寸处。

【主治】①咳嗽，气喘，鼻衄；②上臂痛；③瘿气。

4. 侠白

【定位】在臂内侧面，肱二头肌桡侧缘，腋前纹头下4寸，或肘横纹上5寸处。

【主治】①咳嗽，气喘，烦满；②臑（上臂）痛；③干呕。

5. 尺泽

【定位】在肘横纹中，肱二头肌肌腱桡侧凹陷处。

【主治】①咳嗽，气喘，咯血，潮热，胸部胀满，咽喉肿痛；②小儿惊风，吐泻；③肘臂挛痛。

6. 孔最

【定位】在前臂掌面桡侧，当尺泽与太渊连线上，腕横纹上7寸处。

【主治】①咳嗽，气喘，咯血，咽喉肿痛；②肘臂挛痛；③痔。

7. 列缺

【定位】在前臂桡侧缘，桡骨茎突上方，腕横纹上1.5寸，当肱桡肌与拇长展肌腱之间。

【主治】①伤风，咳嗽，气喘，咽喉肿痛；②口眼㖞斜，齿痛，头痛，项强。

8. 经渠

【定位】在前臂掌面桡侧，桡骨茎突与桡动脉之间凹陷处，腕横纹上 1 寸。

【主治】①咳嗽，气喘，胸痛，咽喉肿痛；②手腕痛。

9. 太渊

【定位】在腕掌侧横纹桡侧，桡动脉搏动处。

【主治】①咳嗽，气喘，咯血，胸痛，咽喉肿痛，腕臂痛；②无脉症。

10. 鱼际

【定位】在手拇指本节（第一掌指关节）后凹陷处，约第一掌骨中点桡侧，赤白肉际处。

【主治】①咳嗽，咯血，咽喉肿痛，失音；②小儿疳积；③发热。

11. 少商

【定位】在手拇指末节桡侧，距指甲角 0.1 寸。

【主治】①咽喉肿痛，咳嗽，鼻衄，发热；②癫狂，昏迷。

二、手阳明大肠经

手阳明大肠经为手三阳经之一，与手太阴肺经相表里，上接手太阴肺经于示指，下接足阳明胃经于鼻旁。五行属金。属大肠，络肺，阳气盛。经脉分布于上肢外侧前、示指桡侧、肩颈及颊部。本经首穴是商阳，末穴是迎香，左右各 20 穴。

经脉循行：自示指末端桡侧端（商阳）起始，沿示指桡侧上行，出走于两骨（第一、二掌骨）之间，进入两筋（拇长伸肌腱、拇短伸肌腱）之中（阳溪），沿着前臂桡侧，向上进入肘弯外侧（曲池），再沿上臂边外侧前缘上行，至肩部（肩髃），向后与督脉在大椎处的手足三阳交会处相会，然后向前进入锁骨上窝，它的下支脉联络肺脏，向下贯穿膈肌，入属大肠。它的上支脉从锁骨上窝走向颈部，通过面颊，进入下齿中，回过来挟口唇两旁，在人中处左右交叉，上挟鼻孔两旁（迎香）。脉气由此与足阳明胃经相接（图 7-2）。

《灵枢·经脉》："大肠手阳明之脉，起于大指次指之端，循指上廉，出合谷两骨之间，上入两筋之中，循臂上廉，入肘外廉，上臑外前廉，上肩，出髃骨之前廉，上出于柱骨之会上，下入缺盆，络肺，下膈，属大肠；其支者，从缺盆上颈，贯颊，入下齿中；还出挟口，交人中，左之右，右之左，上挟鼻孔。"

1. 商阳

【定位】在示指末节桡侧，距指甲角 0.1 寸。

【主治】①咽喉肿痛，齿痛，热病，昏迷；②示指端麻木；③耳聋。

2. 二间

【定位】微握拳，在示指本节（第二掌指关节）前，桡侧凹陷处。

【主治】①齿痛，咽喉肿痛，目赤痛；②示指关节肿痛。

3. 三间

【定位】微握拳，在示指本节（第二掌指关节）后，桡侧凹陷处。

【主治】①目痛，齿痛，咽喉肿痛；②身热，手背及手指红肿疼痛；③腹胀，肠鸣。

4. 合谷

【定位】在手背，第一、二掌骨间，当第二掌骨桡侧的中点处。

【主治】①头面一切疾病，如外感头痛，身痛，头晕，目赤肿痛，鼻渊，鼻衄，下齿痛，牙关紧闭，耳聋，痄腮，面肿，面瘫，面肌抽搐，咽肿失音等；②恶寒，发热，热病无汗，汗出不止；③痛经，闭

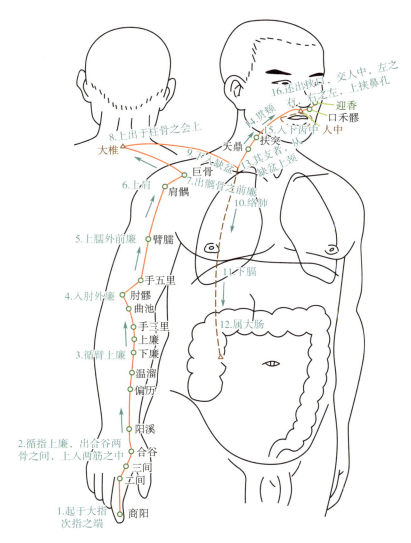

图 7-2　手阳明大肠经（卯时）

经，滞产；④胃痛，腹痛，便秘，泄泻，痢疾；⑤半身不遂，指挛臂痛，小儿惊风，狂躁；⑥疔疮，瘾疹，疥疮；⑦各种疼痛及精神紧张等。

5. 阳溪

【定位】在腕背横纹桡侧，手拇指向上翘起时，当拇短伸肌腱与拇长伸肌腱之间的凹陷中。

【主治】①前头痛，目赤肿痛，齿痛；②手腕无力。

6. 偏历

【定位】屈肘，在前臂背面桡侧，当阳溪与曲池连线上，腕横纹上 3 寸。

【主治】①龋齿，耳聋，面瘫；②水肿；③手臂酸痛。

7. 温溜

【定位】屈肘，在前臂背面桡侧，当阳溪与曲池连线上，腕横纹上 5 寸。

【主治】①急性腹痛，肠鸣；②面瘫，面肿；③肩背酸痛。

8. 下廉

【定位】屈肘，在前臂背面桡侧，当阳溪与曲池的连线上，肘横纹下 4 寸。

【主治】①腹胀，腹痛；②肘臂痛；③头痛，眩晕，目痛。

9. 上廉

【定位】屈肘，在前臂背面桡侧，当阳溪与曲池的连线上，肘横纹下 3 寸。

【主治】①半身不遂，肩臂酸痛，手臂麻木；②腹痛，肠鸣；③头痛。

10. 手三里

【定位】屈肘在前臂背面桡侧，当阳溪与曲池的连线上，肘横纹下 2 寸。

【主治】①腹痛，腹泻；②上肢不遂；③弹拨此穴可消除针刺不当引起的酸胀感。

11. 曲池

【定位】在肘横纹外侧端，屈肘，当尺泽与肱骨外上髁连线中点。

【主治】①一切热病，目赤肿痛，视物不清，齿痛，疟疾；②半身不遂，肩痛不举，膝关节肿痛；③头痛，头晕；④月经不调，风疹，湿疹，荨麻疹，丹毒；⑤腹痛，吐泻；⑥癫狂；⑦瘰疬。

12. 肘髎

【定位】在臂外侧，屈肘，曲池上方 1 寸，当肱骨边缘处。

【主治】肘臂酸痛，麻木，挛急。

13. 手五里

【定位】在臂外侧，当曲池与肩髃连线上，曲池上 3 寸处。

【主治】①肘臂挛痛；②瘰疬。

14. 臂臑

【定位】在臂外侧，三角肌止点处，当曲池与肩髃的连线上，曲池上 7 寸。

【主治】①目疾，畏光，焦灼感，重感，红肿疼痛，视力减弱，辨色模糊等；②瘰疬，肩臂痛。

15. 肩髃

【定位】在肩部三角肌上，臂外展或向前平伸时，当肩峰前下方凹陷处。

【主治】①上肢不遂，肩痛不举；②瘰疬，风疹。

16. 巨骨

【定位】位于肩上，当锁骨肩峰端与肩胛冈之间凹陷处。

【主治】①肩背、手臂疼痛，不得屈伸；②瘰疬、瘿气、惊痫吐血。

17. 天鼎

【定位】在颈外侧部，胸锁乳突肌后缘，当喉结旁，扶突与缺盆连线中点。

【主治】咽喉肿痛、暴喑、气梗、瘿气、瘰疬。

18. 扶突

【定位】在颈外侧部，胸锁乳突肌前、后缘之间，约与喉结平齐。

【主治】①咳嗽、气喘、咽喉肿痛、暴喑；②瘿气、瘰疬。

19. 口禾髎

【定位】在上唇部，平水沟，当鼻孔外缘直下。

【主治】①鼻疮息肉、鼻衄、鼻塞、鼻流清涕；②口㖞、口噤不开。

20. 迎香

【定位】鼻翼外缘中点，当鼻唇沟中。

【主治】鼻塞、不闻香臭、鼻衄、鼻渊、口眼㖞斜、面痒、面水肿、鼻息肉。

三、足阳明胃经

足阳明胃经为足三阳经之一，与足太阴脾经相表里，上接手阳明大肠经，下续足太阴脾经。五行属土。属胃，络脾。经络分布于头面部、胸、腹及下肢前侧、足背部。首穴承泣，末穴厉兑，左右各45穴。

经脉循行：足阳明胃经起于鼻旁，上行鼻根，向下沿鼻外侧目下（承泣），入上齿，环绕口唇，交会承浆，循行过下颌、耳前，沿额角发际，至额颅中部；向下沿颈至锁骨上窝，外行线循行于胸腹第2侧线至气冲部，内行下膈，属胃、络脾；复从胃口起，至气冲部浅出后相合，下循下肢外侧前缘，经髌骨和胫骨外侧前缘，止于第二趾侧端（厉兑）；分支从膝下3寸到中趾；另一分支从足背至足大趾，连接足太阴脾经（图7-3）。

《灵枢·经脉》："胃足阳明之脉，起于鼻，交頞中，旁纳太阳之脉，下循鼻外，入上齿中，还出挟口环唇，下交承浆，却循颐后下廉，出大迎，循颊车，上耳前，过客主人，循发际，至额颅；其支者，从大迎前下人迎，循喉咙，入缺盆，下膈，属胃，络脾；其直者，从缺盆下乳内廉，下挟脐，入气街中；其支者，起于胃口，下循腹里，下至气街中而合，以下髀关，抵伏兔，下膝膑中，下循胫外廉，下足跗，入中趾内间；其支者，下廉三寸而别，下入中趾外间；其支者，别跗上，入大趾间，出其端。"

1. 承泣

【定位】在面部，瞳孔直下，当眼球与眶下缘之间。

【主治】目赤肿痛，流泪，夜盲，眼睑瞤动，口眼㖞斜。

2. 四白

【定位】在面部，瞳孔直下，当眶下孔凹陷处。

【主治】①目赤痛痒，目翳，眼睑瞤动；②口眼㖞斜；③头痛眩晕。

3. 巨髎

【定位】在面部，瞳孔直下，平鼻

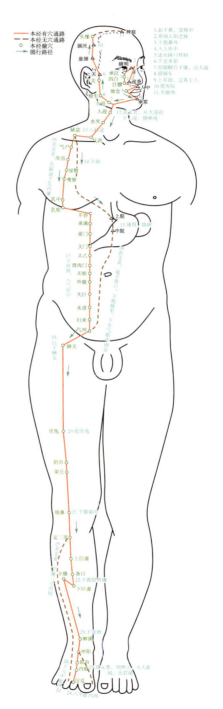

图 7-3　足阳明胃经（辰时）

翼下缘，当鼻唇沟外侧。

【主治】口眼㖞斜，眼睑瞤动，鼻衄，齿痛，唇颊肿。

4. 地仓

【定位】在面部，口角外侧，上直对瞳孔。

【主治】①口歪，流涎；②眼睑瞤动。

5. 大迎

【定位】在下颌角前方，咬肌附着部前缘，当面动脉搏动处。

【主治】①口歪，口噤；②颊肿，齿痛。

6. 颊车

【定位】在面颊部，下颌角前上方约一横指（中指）处，当咀嚼时咬肌隆起，按之凹陷处。

【主治】口歪，齿痛，颊肿，口噤。

7. 下关

【定位】在面部耳前方，当颧弓与下颌切迹所形成的凹陷中。

【主治】①耳聋，耳鸣，中耳炎（聤耳）；②齿痛，口噤，口眼㖞斜。

8. 头维

【定位】在头侧部，当额角发际上 0.5 寸，头正中线旁 4.5 寸。

【主治】①头痛，目眩，口痛；②流泪，眼睑瞤动。

9. 人迎

【定位】在颈部，喉结旁，当胸锁乳突肌的前缘，颈总动脉搏动处。

【主治】①咽喉肿痛；②气喘；③瘰疬，瘿气；④高血压。

10. 水突

【定位】在颈部，胸锁乳突肌的前缘，当人迎与气舍连线的中点。

【主治】①咽喉肿痛；②咳嗽，气喘。

11. 气舍

【定位】在颈部，当锁骨内侧端的上缘，胸锁乳突肌的胸骨头与锁骨头之间。

【主治】①咽喉肿病；②气喘，呃逆；③瘿瘤，瘰疬；④颈项强痛。

12. 缺盆

【定位】在锁骨上窝中央，距前正中线 4 寸。

【主治】①咳嗽，气喘，咽喉肿痛，缺盆痛；②瘰疬。

13. 气户

【定位】在胸部，当锁骨下缘，距前正中线 4 寸。

【主治】①咳嗽，气喘，呃逆；②胸胁满痛。

14. 库房

【定位】在胸部，当第一肋间隙，距前正中线 4 寸。

【主治】①咳嗽，气喘，咳脓血；②胸肋胀痛。

15. 屋翳

【定位】在胸部，当第二肋间隙，距前正中线 4 寸。

【主治】①咳嗽，气喘，咳脓血；②胸肋胀痛；③乳痈。

16. 膺窗

【定位】在胸部，当第三肋间隙，距前正中线 4 寸。

【主治】①咳嗽，气喘；②胸肋胀痛；③乳痈。

17. 乳中

【定位】在胸部，当第四肋间隙，乳头中央，距前正中线 4 寸。

【附注】本穴不针不灸，仅作为胸腹部腧穴的定位标志。

18. 乳根

【定位】在胸部，当乳头直下，乳房根部，第五肋间隙，距前正中线 4 寸。

【主治】①咳嗽，气喘，呃逆；②胸痛；③乳痈，乳汁少。

19. 不容

【定位】在上腹部，当脐中上 6 寸，距前正中线 2 寸。

【主治】呕吐，食欲不振，腹胀。

20. 承满

【定位】在上腹部，当脐中上 5 寸，距前正中线 2 寸。

【主治】①胃痛，吐血；②食欲不振，腹胀。

21. 梁门

【定位】在上腹部，当脐中上 4 寸，距前正中线 2 寸。

【主治】①胃痛，呕吐，食欲不振，腹胀；②泄泻。

22. 关门

【定位】在上腹部，当脐中上 3 寸，距前正中线 2 寸。

【主治】①腹胀，腹痛，肠鸣泄泻；②水肿。

23. 太乙

【定位】在上腹部，当脐中上 2 寸，距前正中线 2 寸。

【主治】①胃病；②心烦；③癫狂。

24. 滑肉门

【定位】在上腹部，当脐中上 1 寸，距前正中线 2 寸。

【主治】①胃痛，呕吐；②癫狂。

25. 天枢

【定位】脐中旁开 2 寸。

【主治】①腹胀肠鸣，绕脐痛，便秘，泄泻，痢疾；②月经不调。

26. 外陵

【定位】在下腹部，当脐中下 1 寸，距前正中线 2 寸。

【主治】①腹痛，疝气；②痛经。

27. 大巨

【定位】在下腹部，当脐中下 2 寸，距前正中线 2 寸。

【主治】①小腹胀满，小便不利；②疝气；③遗精，早泄。

28. 水道

【定位】在下腹部，当脐中下 3 寸，距前正中线 2 寸。

【主治】①小腹胀满；②小便不利；③痛经，不孕；④疝气。

29. 归来

【定位】在下腹部，当脐中下 4 寸，距前正中线 2 寸。

【主治】①腹痛，疝气；②月经不调，白带异常；③阴挺。

30. 气冲

【定位】在腹股沟稍上方，当脐中下 5 寸，距前正中线 2 寸。

【主治】①肠鸣腹痛，疝气；②月经不调，不孕；③阳痿，阴肿。

31. 髀关

【定位】在大腿前面，当髂前上棘与髌底外侧端的连线上，屈髋时，平会阴，居缝匠肌外侧凹陷处。

【主治】腰痛，膝冷，痿痹。

32. 伏兔

【定位】在大腿前面，当髂前上棘与髌底外侧端的连线上，髌底上 6 寸。

【主治】①腰痛，膝冷，下肢麻痹；②疝气；③脚气病。

33. 阴市

【定位】在大腿前面，当髂前上棘与髌底外侧端的连线上，髌底上 3 寸。

【主治】①腿膝痿痹，屈伸不利；②疝气，腹胀腹痛。

34. 梁丘

【定位】屈膝，大腿前面，当髂前上棘与髌底外侧端的连线上，髌底上 2 寸。

【主治】①膝肿痛，下肢不遂；②胃痛；③乳痈；④血尿。

35. 犊鼻

【定位】屈膝，在膝部，髌骨与髌韧带外侧凹陷中。

【主治】①膝痛，下肢麻痹，屈伸不利；②脚气病。

36. 足三里

【定位】在小腿前外侧，当犊鼻下 3 寸，距胫骨前缘一横指（中指）。

【主治】①胃痛，呕吐，噎膈，腹胀，泄泻，痢疾，便秘；②乳痈，肠痈；③下肢痹痛，水肿；④癫狂；⑤脚气病；⑥虚劳羸瘦。

37. 上巨虚

【定位】在小腿前外侧，当犊鼻下 6 寸，距胫骨前缘一横指（中指）。

【主治】①肠鸣，腹痛，泄泻，便秘，肠痈；②下肢痿痹；③脚气病。

38. 条口

【定位】在小腿前外侧，当犊鼻下 8 寸，距胫骨前缘一横脂（中指）。

【主治】①脘腹疼痛；②下肢痿痹，转筋，跗肿；③肩臂痛。

39. 下巨虚

【定位】在小腿前外侧，当犊鼻下 9 寸，距胫骨前缘一横指（中指）。

【主治】①小腹痛，泄泻，痢疾；②乳痈；③下肢痿痹。

40. 丰隆

【定位】在小腿前外侧，当外踝尖上 8 寸，条口外 1 寸，距胫骨前缘两横指（中指）。

【主治】①头痛，眩晕；②痰多咳嗽，呕吐；③便秘，腹胀；④水肿；⑤癫狂；⑥下肢痿痹。

41. 解溪

【定位】在足背与小腿交界处的横纹中央凹陷处，当姆长伸肌腱与趾长伸肌腱之间。

【主治】①头痛，眩晕；②癫狂；③腹胀，便秘；④下肢痿痹。

42. 冲阳

【定位】在足背最高处，当姆长伸肌腱与趾长伸肌腱之间，足背动脉搏动处。

【主治】①口眼㖞斜，面肿，齿痛；②癫狂，痫；③胃病；④足痿无力。

43. 陷谷

【定位】在足背，当第二、三跖骨结合部前方凹陷处。

【主治】①面目或全身水肿；②肠鸣腹痛；③足背肿痛。

44. 内庭

【定位】在足背，第二趾与第三趾之间，趾蹼缘后方赤白肉际处。

【主治】①齿痛，咽喉肿痛，鼻衄；②胃病吐酸，腹胀，泄泻，痢疾，便秘。

45. 厉兑

【定位】在足第二趾末节外侧，距趾甲角 0.1 寸。

【主治】①鼻衄，齿痛，咽喉肿痛；②热病；③多梦，癫狂。

四、足太阴脾经

足太阴脾经为足三阴经之一，与足阳明经相表里，上接足阳明胃经，下续手少阴心经。五行属土，属脾络胃，与心、肺、肠有直接联系，阴气最盛。经络分布于胸腹及下肢内侧前缘，首穴隐白，末穴大包，左右各 21 穴。

经脉循行：起于足大趾内侧端（隐白），沿内侧赤白肉际，上行过内踝的前缘，沿小腿内侧正中线上行，在内踝上8寸处，交出足厥阴肝经之前，上行沿大腿内侧前缘，进入腹部，属脾，络胃，向上穿过膈肌，沿食道两旁，连舌本，散舌下。本经脉分支从胃别出，上行通过膈肌，注入心中，交于手少阴心经（图7-4）。

《灵枢·经脉》："脾足太阴之脉，起于大趾之端，循趾内侧白肉际，过核骨后，上内踝前廉，上踹内，循胫骨后，交出厥阴之前，上膝股内前廉，入腹，属脾，络胃，上膈，挟咽，连舌本，散舌下。其支者，复从胃，别上膈，注心中。"

1. 隐白

【定位】在足大趾末节内侧，距趾甲角0.1寸（指寸）。

【主治】①月经过多，崩漏；②便血，尿血；③腹胀；④癫狂，梦魇，惊风。

2. 大都

【定位】在足内侧，当足大趾本节（第一跖趾关节）前下方赤白肉际凹陷处。

【主治】①胃痛，便秘；②热病，无汗。

3. 太白

【定位】在足内侧缘，当足大趾本节（第一跖趾关节）后下方赤白肉际凹陷处。

【主治】①胃病，腹胀，腹痛，泄泻，痢疾；②肢倦，身重。

4. 公孙

【定位】在足内侧缘，当第一跖骨基底部的前下方。

【主治】①急性胃痛，胃脘堵闷，不思饮食，绕脐痛，泄泻，便血；②心痛，胸闷，胁胀；③月经不调，胎衣不下，产后血晕。

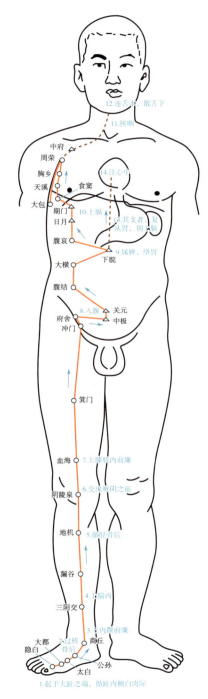

图 7-4　足太阴脾经（巳时）

5. 商丘

【定位】在足内踝前下方凹陷中，当舟骨结节与内踝尖连线的中点处。

【主治】①足踝疼痛；②痔；③腹胀，泄泻，便秘；④黄疸。

6. 三阴交

【定位】在小腿内侧，当足内踝尖上 3 寸，胫骨内侧缘后方。

【主治】①月经不调，痛经，崩漏，赤白带下，闭经，癥瘕，阴挺，难产，产后血晕，恶露不尽，久不成孕，梦遗，遗精，阳痿，早泄，阴茎痛，疝气，睾丸缩腹；②遗尿，尿闭，水肿，小便不利；③脾胃虚弱，肠鸣，腹胀，泄泻，足痿，脚气病，肌肉疼痛；④湿疹，荨麻疹；⑤失眠，头痛，头晕，两胁下痛。

7. 漏谷

【定位】在小腿内侧，当内踝尖与阴陵泉的连线上，距内踝尖 6 寸。

【主治】①肠鸣，腹胀；②下肢痿痹；③小便不利，遗精。

8. 地机

【定位】在小腿内侧，当内踝尖与阴陵泉的连线上，阴陵泉下 3 寸。

【主治】①腹痛，泄泻；②小便不利，水肿；③月经不调，痛经，遗精，阳痿，腰痛。

9. 阴陵泉

【定位】在小腿内侧，当胫骨内侧髁后下方凹陷处。

【主治】①小便不利或失禁，水肿，腹胀，泄泻，黄疸；②膝内侧疼痛；③阴茎痛，痛经，妇人阴痛等。

10. 血海

【定位】屈膝，在大腿内侧，髌底内侧端上 2 寸，当股四头肌内侧头的隆起处。

【主治】①月经不调，崩漏，闭经；②瘾疹，湿疹，丹毒。

11. 箕门

【定位】在大腿内侧，当血海与冲门连线上，血海上6寸。

【主治】①腹股沟肿痛；②小便不利，遗尿。

12. 冲门

【定位】在腹股沟外侧，距耻骨联合上缘中点3.5寸，当髂外动脉搏动处的外侧。

【主治】①疝气，腹痛；②崩漏，带下。

13. 府舍

【定位】在下腹部，当脐下4寸，冲门上0.7寸，距前正中线4寸。

【主治】疝气，腹痛。

14. 腹结

【定位】在下腹部，大横下1.3寸，距前正中线4寸。

【主治】①绕脐痛，腹胀，泄泻，便秘；②疝气。

15. 大横

【定位】在腹中部，距脐中4寸。

【主治】泄泻，便秘，腹痛。

16. 腹哀

【定位】在上腹部，当脐中上3寸，距前正中线4寸。

【主治】腹痛，肠鸣，消化不良。

17. 食窦

【定位】在胸外侧部，当第五肋间隙，距前正中线6寸。

【主治】①胸胁胀痛，反胃，食入即吐；②腹胀，水肿，黄疸；③老人大便不禁。

18. 天溪

【定位】在胸外侧部，当第四肋间隙，距前正中线 6 寸。

【主治】①胸胁疼痛，咳嗽；②乳痈，乳汁少。

19. 胸乡

【定位】在胸外侧部，当第三肋间隙，距前正中线 6 寸。

【主治】胸胁胀痛。

20. 周荣

【定位】在胸外侧部，当第二肋间隙，距前正中线 6 寸。

【主治】①咳嗽；②胸胁胀满。

21. 大包

【定位】在侧胸部，腋中线上，当第六肋间隙处。

【主治】①全身疼痛；②四肢无力；③气喘，胸胁痛。

五、手少阴心经

手少阴心经为手三阴经之一，与手太阳小肠经相表里，上接足太阴脾经于心中，下接手太阳小肠经于小指。五行属火。内属于心，络小肠，上肺，阴气较少。经脉分布于腋下、上肢内侧后缘、掌中及小指桡侧。其络脉、经别分别与之内外连接，经筋分布于外部。本经首穴是极泉，末穴是少冲，左右各 9 穴。

经脉循行：手少阴心经起于心中，属心系（心与各脏相连的组织）、络小肠；从心系联络咽、目系（眼后与脑相连的组织）和肺，从肺部浅出腋下（极泉），循行于上臂内侧后缘，于手太阴经和手厥阴经之后，经肘部和前臂内侧，至掌后豌豆骨部，入掌内，止于小指桡侧端（少冲）（图 7-5）。

《灵枢·经脉》："心手少阴之脉，起于心中，出属心系，下膈，

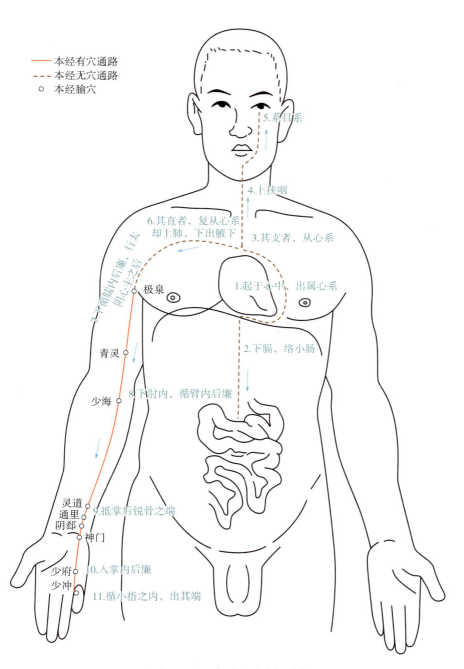

● 本经有穴通路
─ ─ 本经无穴通路
○ 本经腧穴

5.系目系

4.上挟咽

6.其直者，复从心系
却上肺，下出腋下

3.其支者，从心系

1.起于心中，出属心系

极泉

2.下膈，络小肠

青灵

少海

8.下肘内，循臂内后廉

灵道
通里
阴郄
神门

9.抵掌后锐骨之端

少府
少冲

10.入掌内后廉

11.循小指之内，出其端

图 7-5　手少阴心经（午时）

络小肠。其支者，从心系，上挟咽，系目系。其直者，复从心系却上肺，下出腋下，下循臑内后廉，行太阴心主之后，下肘内，循臂内后廉，抵掌后锐骨之端，入掌内后廉，循小指之内，出其端。"

1. 极泉

【定位】上臂外展，腋窝正中，腋动脉搏动处。

【主治】①心痛、胸闷、心悸、气短、悲愁不乐；②肩臂疼痛，胁肋疼痛，臂丛神经损伤；③瘰疬；④臭汗症；⑤上肢针麻用穴。

2. 青灵

【定位】在臂内侧，极泉与少海的连线上，肘横纹上3寸，肱二头肌的尺侧缘；举臂，在少海与极泉的连线上，少海上3寸，肱二头肌的尺侧沟中。

【主治】①头痛，振寒；②胁痛，肩臂疼痛。

3. 少海

【定位】屈肘，当肘横纹内侧端与肱骨内上髁连线的中点处；屈肘，在肘横纹尺侧头陷凹中。

【主治】①心痛；②癔症、暴喑、健忘、癫狂、痫症；③肘臂挛痛，臂麻手颤，头项痛、目眩、腋胁痛；④瘰疬。

4. 灵道

【定位】腕横纹上1.5寸，尺侧腕屈肌腱的桡侧缘

【主治】①心痛，悲恐，善笑；②暴喑；③肘臂挛痛。

5. 通里

【定位】腕横纹上1寸，尺侧腕屈肌腱的桡侧缘。

【主治】①心痛，心悸，怔忡；②舌强不语，暴喑；③悲恐畏人、面红；④妇人经血过多、崩漏；⑤虚烦、盗汗；⑥腕臂痛。

6. 阴郄

【定位】腕横纹上0.5寸，尺侧腕屈肌腱的桡侧缘。

【主治】①心痛，惊悸；②骨蒸盗汗；③吐血，衄血。

7. 神门

【定位】腕横纹尺侧端，尺侧腕屈肌腱的桡侧凹陷处；仰掌，豌豆骨的桡侧缘，即尺侧腕屈肌腱附着于豌豆骨的桡侧，掌后横纹上。

【主治】①心痛，心烦、惊悸、怔忡、恍惚、健忘、失眠、痴呆、悲哭、癫狂、痫等心与神志病变；②呕血、吐血、目黄、胁痛、失音、喘逆上气；③高血压；④胸胁痛。

8. 少府

【定位】在手掌面，第四、五掌骨之间，握拳时当小指尖所指处；在第四、五掌指关节后方，仰掌屈指，当小指端与环指端之间。

【主治】①心悸、心痛、心烦，胸痛、善笑、悲恐；②阴痒、阴挺、阴痛；③小便不利；④手小指挛痛，拘急。

9. 少冲

【定位】小指末节桡侧，距指甲角 0.1 寸；在指甲角桡侧根部，约距指甲角 0.1 寸。

【主治】①心悸，心痛，癫狂；②热病，昏迷；③胸胁痛，胸满气急，手臂挛痛。

六、手太阳小肠经

手太阳小肠经为手三阳经之一，与手少阴心经相表里，上接手少阴心经于小指，下接足太阳膀胱经于目内眦。五行属火。内属于小肠，络心，抵胃，阳气较盛。经脉分布于小指的尺侧、上肢外侧后缘、肩后及肩胛部、颈部、面颊、目外眦、耳中、目内眦。其络脉、经别分别与之内外相连，经筋分布于外部。本经首穴是少泽，末穴是听宫，左右各 19 穴。

经脉循行：手太阳小肠经起于小指尺侧端（少泽），沿手掌和腕部尺侧，循行于前臂外侧的后缘，经肱骨内上髁和尺骨鹰嘴之间，向上沿臂外后侧至肩，绕行肩胛部，内行从缺盆进入体腔，下行络心、属小肠，联系胃、咽；上行从缺盆沿颈部至面颊，到达目外眦，进入耳中（听宫）；分支从面颊低鼻，止于目内眦，下接足太阳膀胱经（图7–6）。

《灵枢·经脉》："小肠手太阳之脉，起于小指之端，循手外侧上腕，出踝中，直上循臂骨下廉，出肘内侧两骨之间，上循臑外后廉，出肩解，绕肩胛，交肩上，入缺盆，络心，循咽，下膈，抵胃，属小肠。其支者，从缺盆循颈上颊，至目锐眦，却入耳中。其支者，别颊，上䪼，抵鼻，至目内眦，斜络于颧。"

1. 少泽

【定位】在手小指末节尺侧，距指甲角0.1寸（指寸）。

【主治】①热病，中风，昏迷；②乳汁少，乳痈；③咽喉肿痛，目翳头痛。

2. 前谷

【定位】在手尺侧，微握拳，当小指本节（第五掌指关节）前的掌指横纹头赤白肉际。

【主治】①手指麻木；②发热，头痛，耳鸣；③乳痈，乳汁少。

3. 后溪

【定位】在手掌尺侧，微握拳，当小指本节（第五掌指关节）后的远侧掌横纹头赤白肉际。

【主治】①头项强痛；②疟疾，腰骶痛，手指及肘臂挛急；③癫狂，痫症；④耳聋，目赤；⑤盗汗。

4. 腕骨

【定位】在手掌尺侧，当第五掌骨基底与钩骨之间的凹陷，赤白

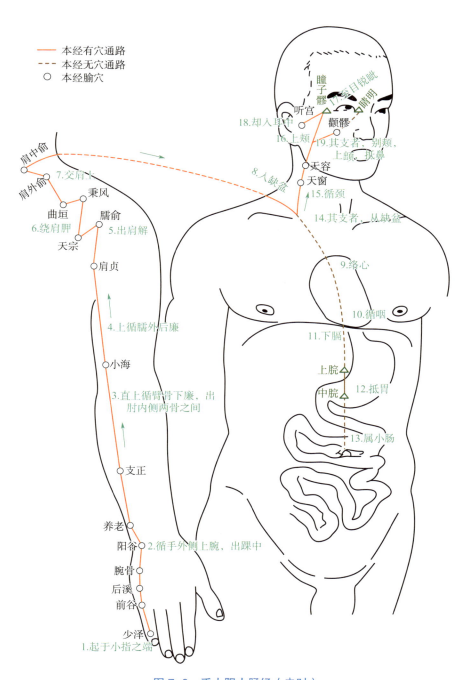

本经有穴通路
本经无穴通路
○ 本经腧穴

瞳子髎 承泣目锐眦 睛明
听宫 颧髎
18.却入耳中 16.上颊 19.其支者,别颊,上颌,抵鼻
天容 8.入缺盆 天窗
15.循颈
14.其支者,从缺盆
9.络心
10.循咽
11.下膈
上脘
中脘 12.抵胃
13.属小肠

肩中俞 7.交肩上
肩外俞 秉风
曲垣 臑俞
6.绕肩胛 5.出肩解
天宗 肩贞
4.上循臑外后廉
小海
3.直上循臂骨下廉,出肘内侧两骨之间
支正
养老
阳谷 2.循手外侧上腕,出踝中
腕骨
后溪
前谷
少泽
1.起于小指之端

图 7-6 手太阳小肠经(未时)

肉际处。

【主治】①黄疸，消渴；②腰腿痛，指挛腕痛，无力握物；③头项强痛，耳鸣，目翳。

5. 阳谷

【定位】在手腕尺侧，当尺骨茎突与三角骨之间的凹陷处。

【主治】①颈项痛、臂外侧痛、腕痛等；②头痛、目眩、耳鸣等头面五官病证；③热病；④癫狂，痫。

6. 养老

【定位】在前臂背面尺侧，当尺骨小头近端桡侧凹陷中。

【主治】①目视不明；②肩、背、肘、臂酸痛，急性腰痛。

7. 支正

【定位】在前臂背面尺侧，当阳谷与小海的连线上，腕背横纹上5寸。

【主治】①头痛，项强，关节松弛无力，肘部酸痛；②皮肤赘生小疣；③热病；④癫狂。

8. 小海

【定位】在肘内侧，当尺骨鹰嘴与肱骨内上髁之间凹陷处。

【主治】①肘臂疼痛；②癫痫。

9. 肩贞

【定位】在肩关节后下方，臂内收时，腋后纹头上1寸（指寸）。

【主治】①肩臂疼痛；②瘰疬，耳鸣。

10. 臑俞

【定位】在肩部，当腋后纹头直上，肩胛冈下缘凹陷中。

【主治】①肩臂疼痛，肩不举；②瘰疬。

11. 天宗

【定位】在肩胛部，当冈下窝中央凹陷处，与第四胸椎相平。

【主治】①肩胛疼痛，肩背疼痛等；②气喘；③乳痈。

12. 秉风

【定位】在肩胛部，冈上窝中央，天宗直上，举臂凹陷处。

【主治】肩胛疼痛，上肢麻木疼痛。

13. 曲垣

【定位】在肩胛部，冈上窝内侧端，当臑俞与第二胸椎棘突连线的中点处。

【主治】肩胛疼痛。

14. 肩外俞

【定位】第一胸椎棘突下旁开 3 寸。

【主治】肩背疼痛，颈项强急。

15. 肩中俞

【定位】在背部，当第七颈椎棘突下，旁开 2 寸。

【主治】①咳嗽，气喘，咯血；②肩背疼痛；③颈项痹证。

16. 天窗

【定位】在颈外侧部，胸锁乳突肌的后缘，扶突后，与喉结相平。

【主治】①咽喉肿痛，暴喑；②耳鸣，耳聋；③颈项强痛。

17. 天容

【定位】在颈外侧部，当下颌角的后方，胸锁乳突肌的前缘凹陷中。

【主治】①耳鸣，耳聋，咽喉肿痛；②颈项肿痛。

18. 颧髎

【定位】在面部，当目外眦直下，颧骨下缘凹陷处。

【主治】①口眼㖞斜，眼睑瞤动；②齿痛，颊肿。

19. 听宫

【定位】在面部，耳屏前，下颌骨髁状突的后方，张口时凹陷处。

【主治】①耳鸣，耳聋，聍耳；②齿痛，牙关不利。

七、足太阳膀胱经

足太阳膀胱经为足三阳经之一，与足少阴肾经相表里，上接手太阳小肠经，下接足少阴肾经。五行属水，阳气最盛。深入体腔，络肾，属膀胱，本经首穴是睛明，末穴是至阴，左右各 67 穴。是人体最长的一条经。

经脉循行：起于目内眦（睛明），上达额部，左右交会于头顶部（百会）。本经脉分支从头顶部分出，到耳上角部。直行本脉从头顶部分别向后行至枕骨处，进入颅腔，络脑，回出分别下行到项部（天柱），下行交会于大椎，再分左右沿肩胛内侧，脊柱两旁（一寸五分），到达腰部（肾俞），进入脊柱两旁的肌肉，深入体腔，络肾，属膀胱。本经脉一分支从腰部分出，沿脊柱两旁下行，穿过臀部，从大腿后侧外缘下行至腘窝中（委中）。另一分支从项分出下行，经肩胛内侧，从附分挟脊（3 寸）下行至髀枢，经大腿后侧至腘窝中与前一支脉汇合，然后下行穿过腓肠肌，出走于足外踝后，沿足背外侧缘至小趾外侧端（至阴），交于足少阴肾经（图 7-7）。

《灵枢·经脉》："膀胱足太阳之脉，起于目内眦，上额，交巅。其支者，从巅至耳上角。其直者，从巅入络脑，还出别下项，循肩髆内，挟脊，抵腰中，入循膂，络肾，属膀胱。其支者，从腰中下挟脊，贯臀，入腘中。其支者，从髆内左右，别下，贯胛，挟脊内，过髀枢，循髀外，从后廉，下合腘中，以下贯踹内，出外踝之后，循京骨，至小趾外侧。"

1. 睛明

【定位】在面部，目内眦角上方凹陷处。

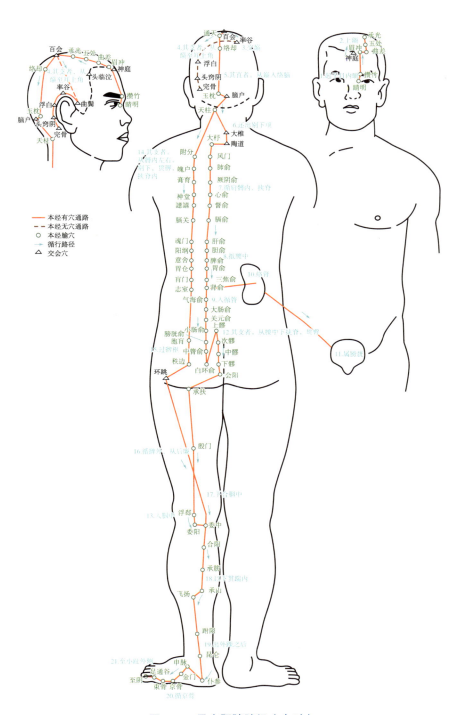

图 7-7 足太阳膀胱经（申时）

【主治】①目疾；②心悸，怔忡；③急性腰扭伤，坐骨神经痛。

2. 攒竹

【定位】在面部，当眉头凹陷中，约在目眦直上。

【主治】①眉骨痛，目视不明，目赤肿痛；②呃逆；③腰痛；④膈肌痉挛。

3. 眉冲

【定位】在头部，当攒竹直上入发际 0.5 寸，神庭与曲差连线之间。

【主治】①头痛，眩晕；②癫痫；③衄衄，鼻塞。

4. 曲差

【定位】在头部，当前发际正中直上 0.5 寸，旁开 1.5 寸，即神庭与头维连线的内 1/3 与中 1/3 交点。

【主治】①头痛；②目视不明；③鼻塞，衄衄。

5. 五处

【定位】在头部，当前发际正中直上 1 寸，旁开 1.5 寸。

【主治】①头痛，头晕目眩；②中风偏瘫；③癫痫。

6. 承光

【定位】在头部，当前发际正中直上 2.5 寸，旁开 1.5 寸。

【主治】①目视不明，头晕目眩；②中风偏瘫，癫痫。

7. 通天

【定位】在头部，当前发际正中直上 4 寸，旁开 1.5 寸。

【主治】①鼻塞，鼻息肉，鼻疮，鼻渊，衄衄；②头痛，目眩；③中风偏瘫，癫痫。

8. 络却

【定位】在头部，当前发际正中直上 5.5 寸，旁开 1.5 寸。

【主治】①耳鸣，头晕，目视不明；②中风偏瘫，癫痫。

9. 玉枕

【定位】在后头部，当后发际正中直上 2.5 寸，旁开 1.3 寸，平枕外隆凸上缘的凹陷处。

【主治】①头项痛，目痛；②鼻塞；③足癣。

10. 天柱

【定位】在项部，大筋（斜方肌）之外缘后发际中，约当后发际正中旁开 1.3 寸。

【主治】①头晕，目眩；②头痛，项强，肩背痛；③鼻塞，咽喉痛。

11. 大杼

【定位】在背部，当第一胸椎棘突下，旁开 1.5 寸。

【主治】①各种骨病（骨痛，肩、腰、骶、膝关节痛）；②发热，咳嗽，头痛，鼻塞。

12. 风门

【定位】在背部，当第二胸椎棘突下，旁开 1.5 寸。

【主治】①伤风，发热，咳嗽，头痛；②项强，胸背痛。

13. 肺俞

【定位】在背部，当第三胸椎棘突下，旁开 1.5 寸。

【主治】①发热，咳嗽，咯血，潮热，鼻塞；②毛发脱落，痘，疹，疮，癣。

14. 厥阴俞

【定位】在背部，当第四胸椎棘突下，旁开 1.5 寸。

【主治】①心痛，心悸；②咳嗽，胸闷；③齿痛。

15. 心俞

【定位】在背部，当第五胸椎棘突下，旁开 1.5 寸。

【主治】①心痛，心悸，胸闷，气短；②咳嗽，吐血；③失眠，健忘，癫痫；④梦遗，盗汗。

16. 督俞

【定位】在背部，当第六胸椎棘突下，旁开 1.5 寸。

【主治】①心痛，胸闷；②胃痛，腹痛；③咳嗽，气喘。

17. 膈俞

【定位】在背部，第七胸椎棘突下，旁开 1.5 寸。

【主治】①急性胃痛，呃逆，噎膈，便血；②咳嗽，气喘，吐血，骨蒸盗汗。

18. 肝俞

【定位】在背部，当第九胸椎棘突下，旁开 1.5 寸。

【主治】①胁痛，黄疸；②目疾，吐，衄；③癫狂，脊背痛。

19. 胆俞

【定位】在背部，当第十胸椎棘突下，旁开 1.5 寸。

【主治】①黄疸，口苦，胁痛；②肺痨，潮热。

20. 脾俞

【定位】在背部，当第十一胸椎棘突下，旁开 1.5 寸。

【主治】①腹胀，黄疸，呕吐，泄泻，痢疾，便血，水肿；②背痛。

21. 胃俞

【定位】在背部，当第十二胸椎棘突下，旁开 1.5 寸。

【主治】①胃脘痛，呕吐；②腹胀，肠鸣。

22. 三焦俞

【定位】在腰部，当第一腰椎棘突下，旁开 1.5 寸。

【主治】①水肿，小便不利；②腹胀，肠鸣，泄泻，痢疾；③膝关节无力，腰背强痛。

23. 肾俞

【定位】在腰部，当第二腰椎棘突下，旁开 1.5 寸。

【主治】①头晕、耳鸣、耳聋等肾虚病症；②遗尿、遗精、阳痿、早泄等泌尿生殖系统疾病；③月经不调、带下病等妇科病症。

24. 气海俞

【定位】在腰部，当第三腰椎棘突下，旁开 1.5 寸。

【主治】①腹胀，肠鸣，痔漏；②痛经；③腰痛。

24. 大肠俞

【定位】在腰部，当第四腰椎棘突下，旁开 1.5 寸。

【主治】①腹胀，泄泻，便秘，痔疮出血；②腰痛；③荨麻疹。

26. 关元俞

【定位】在腰部，当第五腰椎棘突下，旁开 1.5 寸。

【主治】①腰骶痛；②腹胀，泄泻；③小便频数或不利，遗尿。

27. 小肠俞

【定位】在骶部，当骶正中嵴旁开 1.5 寸，平第一骶后孔。

【主治】①腰骶痛，膝关节痛；②小腹胀痛，小便不利；③遗精，白带异常。

28. 膀胱俞

【定位】在骶部，当骶正中嵴旁 1.5 寸，平第二骶后孔。

【主治】①小便不利，遗尿；②腰脊强痛，腿痛；③泄泻，便秘。

29. 中膂俞

【定位】在骶部，当骶正中嵴旁 1.5 寸，平第三骶后孔。

【主治】①泄泻；②疝气，腰脊强痛。

30. 白环俞

【定位】在骶部，当骶正中嵴旁 1.5 寸，平第四骶后孔。

【主治】①遗精，遗尿；②腰骶疼痛；③疝气；④白带异常，月经不调。

31. 上髎

【定位】在骶部，当髂后上棘与后正中线之间，适对第一骶后孔处。

【主治】①月经不调，赤白带下，阴挺；②遗精，阳痿；③二便不利，腰骶痛。

32. 次髎

【定位】在骶部，当髂后上棘内下方，适对第二骶后孔处。

【主治】①遗精，阳痿；②月经不调，赤白带下；③腰骶痛，下肢痿痹。

33. 中髎

【定位】当次髎内下方，适对第三骶后孔处。

【主治】①月经不调，白带异常；②小便不利；③便秘，泄泻；④腰骶疼痛。

34. 下髎

【定位】在骶部，当中髎内下方，适对第四骶后孔处。

【主治】①腰骶痛，小腹痛；②小便不利；③白带异常。

35. 会阳

【定位】在骶部，尾骨端旁开 0.5 寸。

【主治】①大便失禁，泄泻，便血，痔；②阳痿；③白带异常。

36. 承扶

【定位】在大腿后面，臀下横纹的中点。

【主治】①腰、骶、臀、股部疼痛；②痔。

37. 殷门

【定位】在大腿后面，当承扶与委中的连线上，承扶下 6 寸。

【主治】腰痛，下肢痿痹。

38. 浮郄

【定位】在腘横纹外侧端，委阳上 1 寸，股二头肌肌腱的内侧。

【主治】①股、腘窝部疼痛、麻木或挛急；②便秘。

39. 委阳

【定位】在腘横纹外侧端，当股二头肌肌腱的内侧。

【主治】①小腹胀满，小便不利；②腰脊强痛，腿足拘挛疼痛，痿厥。

40. 委中

【定位】在腘横纹中点，当股二头肌肌腱与半腱肌肌腱的中间。

【主治】①腰脊疼痛，腘筋挛急，半身不遂，下肢痿痹；②丹毒，皮疹，周身瘙痒，疔疮，足发背；③腹痛，吐泻；④遗尿，小便不利。

41. 附分

【定位】在背部，当第二胸椎棘突下，旁开 3 寸。

【主治】颈项强痛，肩背拘急，肘臂麻木。

42. 魄户

【定位】在背部，当第三胸椎棘突下，旁开 3 寸。

【主治】①咳嗽，气喘，肺痨；②项强，肩背痛。

43. 膏肓

【定位】在背部，当第四胸椎棘突下，旁开 3 寸。

【主治】①肺痨、咳嗽、气喘，纳差，便溏，消瘦，乏力；②遗精，盗汗，健忘；③肩背疼痛。

44. 神堂

【定位】在背部，当第五胸椎棘突下，旁开 3 寸。

【主治】①心痛，心悸，失眠；②胸闷，咳嗽，气喘；③肩背痛。

45. 譩譆

【定位】在第六胸椎棘突下，旁开 3 寸。

【主治】①胸痛引背，肩背痛；②咳嗽，气喘；③目眩，目痛；④鼻衄；⑤热病无汗，疟疾。

46. 膈关

【定位】在背部，当第七胸椎棘突下，旁开3寸。

【主治】①饮食不下，呃逆，呕吐；②脊背强痛。

47. 魂门

【定位】在背部，当第九胸椎棘突下，旁开3寸。

【主治】①胸胁胀满，呕吐，泄泻；②背痛。

48. 阳纲

【定位】在背部，当第十胸椎棘突下，旁开3寸。

【主治】①腹痛，肠鸣，泄泻；②消渴；③黄疸。

49. 意舍

【定位】在背部，当第十一胸椎棘突下，旁开3寸。

【主治】腹胀，肠鸣，呕吐，泄泻。

50. 胃仓

【定位】在背部，当第十二胸椎棘突下，旁开3寸。

【主治】①胃脘痛，腹胀；②小儿食积；③水肿。

51. 肓门

【定位】在腰部，当第一腰椎棘突下，旁开3寸。

【主治】①腹痛，便秘；②痞块，乳疾。

52. 志室

【定位】在腰部，当第二腰椎棘突下，旁开3寸。

【主治】①遗精，阳痿；②小便不利，水肿；③腰脊强痛。

53. 胞肓

【定位】在臀部，平第二骶后孔，骶正中嵴旁开3寸。

【主治】①尿闭，阴肿；②腰脊痛；③肠鸣，腹胀，便秘。

54. 秩边

【定位】在臀部，平第四骶后孔，骶正中嵴旁开 3 寸。

【主治】①腰骶痛，下肢痿痹；②小便不利；③便秘，痔。

55. 合阳

【定位】在小腿后面，当委中与承山的连线上，委中下 2 寸。

【主治】①腰脊强痛，下肢痿痹；②疝气；③崩漏。

56. 承筋

【定位】在小腿后面，当委中与承山的连线上，腓肠肌肌腹中央，委中下 5 寸。

【主治】①痔；②腰腿拘急疼痛。

57. 承山

【定位】在小腿后面正中，委中与昆仑之间，当伸直小腿或足跟上提时，腓肠肌肌腹下出现尖角凹陷处。

【主治】①痔，便秘；②腰腿拘急、疼痛；③脚气病。

58. 飞扬

【定位】在小腿后面，当外踝后，昆仑直上 7 寸，承山外下方 1 寸处。

【主治】①头痛，目眩，鼽衄；②腰腿疼痛无力；③痔。

59. 跗阳

【定位】在小腿后面，外踝后，昆仑直上 3 寸。

【主治】①头痛，头重；②腰骶疼痛，下肢痿痹，外踝肿痛。

60. 昆仑

【定位】在足部外踝后方，当外踝尖与跟腱之间的凹陷处。

【主治】①急性腰痛，足跟肿痛；②难产；③头痛，项强，目眩，鼻衄；④小儿惊风；⑤癫痫。

61. 仆参

【定位】在足外侧部，外踝后下方，昆仑直下，跟骨外侧，赤白肉际处。

【主治】①下肢痿痹，足跟痛；②癫痫。

62. 申脉

【定位】在足外侧部，外踝直下方凹陷处。

【主治】①癫痫；②失眠，足外翻；③头痛，项强，腰腿痛；④眼睑下垂。

63. 金门

【定位】在足外侧，当外踝前缘直下，骰骨下缘处。

【主治】①癫狂，小儿惊风；②头痛，腰痛，下肢痿痹，外踝痛。

64. 京骨

【定位】在足外侧，第五跖骨粗隆下方，赤白肉际处。

【主治】①头痛，项强，目翳；②腰腿痛；③癫痫。

65. 束骨

【定位】在足外侧，足小趾本节（第五跖趾关节）的后方，赤白肉际处。

【主治】①癫狂，头痛项强；②腰腿痛，肛门痛。

66. 足通谷

【定位】在足外侧，足小趾本节（第五跖趾关节）的前方，赤白肉际处。

【主治】①头痛，项强，目眩，鼻衄；②癫狂。

67. 至阴

【定位】在足小趾末节外侧，距趾甲角 0.1 寸（指寸）。

【主治】①胎位不正，难产；②头目痛；③鼻塞，鼻衄。

八、足少阴肾经

足少阴肾经为足三阴经之一，与足太阳膀胱经相表里，上接足太阳膀胱经，下接手厥阴心包经。深入体腔，络膀胱，属肾，五行属水。本经首穴是涌泉，末穴是俞府，左右各 27 穴。

经脉循行：足少阴肾经起于足小趾之下，斜向足心（涌泉），出于舟骨粗隆下，沿内踝后，进入足跟，再上行于腿肚内侧，出腘窝内侧，上行股内后缘，通向脊柱，属于肾，联络膀胱。其直行的支脉从肾向上通过肝和横膈，入肺中，循喉咙，上夹舌本。其支脉从肺出来络心，注入胸中，与手厥阴心包经相交接。有一腧穴通路：行于腹部前正中线旁开 0.5 寸，胸部前正中线旁开 2 寸，终止于锁骨下缘（俞府）（图 7-8）。

《灵枢·经脉》："肾足少阴之脉，起于小趾之下，邪走足心，出于然谷之下，循内踝之后，别入跟中，以上端内，出腘内廉，上股内后廉，贯脊，属肾，络膀胱。其直者，从肾，上贯肝膈，入肺中，循喉咙，挟舌本。其支者，从肺出络心，注胸中。"

1. 涌泉

【定位】在足底部，卷足时足前部凹陷处，约当第二、三趾趾缝纹头端与足跟连线的前 1/3 与后 2/3 交点处。

【主治】①头顶痛，头晕，眼花；②咽喉痛，舌干，失音；③小便不利，大便难；④小儿惊风；⑤足心热；⑥癫疾，霍乱转筋；⑦昏厥。

2. 然谷

【定位】在足内侧缘，足舟骨粗隆下方，赤白肉际处。

【主治】①月经不调，阴挺，阴痒，白浊，遗精，阳痿，小便不

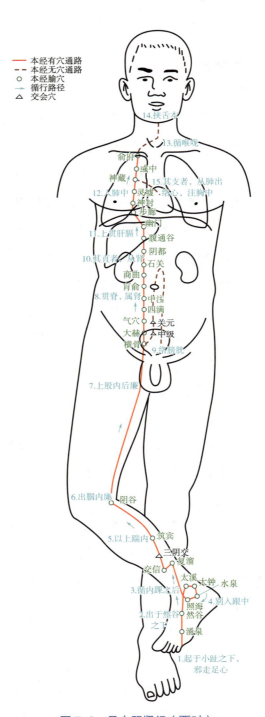

图 7-8　足少阴肾经（酉时）

利，泄泻；②胸胁胀痛，咯血；③小儿脐风，口噤不开；④消渴；⑤黄疸；⑥下肢痿痹，足跗痛。

3. 太溪

【定位】在足内侧，内踝后方，当内踝尖与跟腱之间的凹陷处。

【主治】①头痛目眩，咽喉肿痛，齿痛，耳聋，耳鸣；②咳嗽，气喘，胸痛咯血，消渴；③月经不调；④失眠，健忘，遗精，阳痿，小便频数；⑤腰脊痛，下肢厥冷，内踝肿痛。

4. 大钟

【定位】在足内侧，内踝后下方，当跟腱附着部的内侧前方凹陷处。

【主治】①咯血，气喘；②腰脊强痛；③痴呆，嗜卧，足跟痛；④二便不利；⑤月经不调；⑥遗尿，便秘。

5. 水泉

【定位】在足内侧，内踝后下方，当太溪直下1寸，跟骨结节的内侧凹陷处。

【主治】①月经不调，痛经，阴挺；②小便不利；③目昏花；④腹痛。

6. 照海

【定位】在足内侧，内踝尖下方凹陷处。

【主治】①咽喉干燥，痛，失眠，嗜卧，惊恐不宁，目赤肿痛；②月经不调，痛经，赤白带下，阴挺，阴痒；③疝气；④小便频数；⑤不寐；⑥脚气病。

7. 复溜

【定位】在小腿内侧，太溪直上2寸，跟腱的前方。

【主治】①泄泻，肠鸣，水肿，腹胀，腿肿，足痿，盗汗，脉微细时无，身热无汗；②腰脊强痛。

8. 交信

【定位】在小腿内侧，当太溪直上 2 寸，复溜前 0.5 寸，胫骨内侧缘的后方。

【主治】①月经不调，崩漏，阴挺，阴痒；②泄泻，泻痢赤白，大便难；③睾丸肿痛，疝气；④膝股内侧痛；⑤五淋。

9. 筑宾

【定位】在小腿内侧，当太溪与阴谷的连线上，太溪上 5 寸，腓肠肌肌腹的内下方。

【主治】①癫痫；②呕吐涎沫；③疝痛，小儿脐疝；④小腿内侧痛。

10. 阴谷

【定位】在腘窝内侧，屈膝时，当半腱肌肌腱与半膜肌肌腱之间。

【主治】①阳痿，疝痛；②月经不调，崩漏；③小便难，阴中痛；④癫狂；⑤膝股内侧痛。

11. 横骨

【定位】在下腹部，当脐中下 5 寸，前正中线旁开 0.5 寸。

【主治】①阴部痛，少腹痛；②遗精，阳痿；③遗尿，小便不利；④疝气。

12. 大赫

【定位】在下腹部，当脐中下 4 寸，前正中线旁开 0.5 寸。

【主治】①阴部痛，子宫脱垂，遗精，带下，月经不调，痛经，不孕；②泄泻，痢疾。

13. 气穴

【定位】在下腹部，当脐中下 3 寸，前正中线旁开 0.5 寸。

【主治】①月经不调，白带异常；②小便不利；③泄泻，痢疾；④腰脊痛；⑤阳痿。

14. 四满

【定位】在下腹部，当脐中下 2 寸，前正中线旁开 0.5 寸。

【主治】①月经不调，崩漏，带下，不孕，产后恶露不净，小腹痛；②遗精，遗尿；③疝气；④便秘；⑤水肿。

15. 中注

【定位】在下腹部，当脐中下 1 寸，前正中线旁开 0.5 寸。

【主治】①月经不调；②腰腹疼痛；③大便燥结，泄泻，痢疾。

16. 肓俞

【定位】在腹中部，当脐中旁开 0.5 寸。

【主治】①腹痛绕脐；②呕吐，腹胀，痢疾，泄泻；③便秘；④疝气；⑤月经不调；⑥腰脊痛。

17. 商曲

【定位】在上腹部，当脐中上 2 寸，前正中线旁开 0.5 寸。

【主治】①腹痛，泄泻，便秘；②腹中积聚。

18. 石关

【定位】在上腹部，当脐中上 3 寸，前正中线旁开 0.5 寸。

【主治】①呕吐，腹痛，便秘；②产后腹痛；③不孕。

19. 阴都

【定位】在上腹部，当脐中上 4 寸，前正中线旁开 0.5 寸。

【主治】①腹胀，肠鸣，腹痛，便秘；②不孕；③胸胁胀满；④疟疾。

20. 腹通谷

【定位】在上腹部，当脐中上 5 寸，前正中线旁开 0.5 寸。

【主治】①腹痛，腹胀，呕吐；②心痛，心悸；③胸痛，暴喑。

21. 幽门

【定位】在上腹部，当脐中上 6 寸，前正中线旁开 0.5 寸。

【主治】腹痛，呕吐，善哕，消化不良，泄泻，痢疾。

22. 步廊

【定位】在胸部，当第五肋间隙，前正中线旁开 2 寸。

【主治】①胸痛，咳嗽，气喘，呕吐；②食欲不振；③乳痈。

23. 神封

【定位】在胸部，当第四肋间隙，前正中线旁开 2 寸。

【主治】①咳嗽，气喘，胸胁支满；②呕吐，食欲不振；③乳痈。

24. 灵墟

【定位】在胸部，当第三肋间隙，前正中线旁开 2 寸。

【主治】①咳嗽，气喘，痰多，胸胁胀痛；②呕吐；③乳痈。

25. 神藏

【定位】在胸部，当第二肋间隙，前正中线旁开 2 寸。

【主治】①咳嗽，气喘，胸痛，烦满；②呕吐，食欲不振。

26. 彧中

【定位】在胸部，当第一肋间隙，前正中线旁开 2 寸。

【主治】①咳嗽，气喘，痰壅，胸胁胀满；②食欲不振。

27. 俞府

【定位】在胸部，当锁骨下缘，前正中线旁开 2 寸。

【主治】①咳嗽，气喘，胸痛；②呕吐，食欲不振。

九、手厥阴心包经

　　手厥阴心包经为手三阴经之一，与手少阳三焦经相表里，上接足少阴肾经于胸中，下接手少阳三焦经于环指。五行属（相）火，内属于心包，阴气少。经脉分布于胸胁、上肢内侧中间、掌中、中指。其络脉、经别分别与之内外相连，经筋大体分布于经脉的外部。本经首穴是天池，末穴是中冲，左右各 9 穴。

经脉循行：手厥阴心包经起于胸中，出属心包络，向下通过横膈，从胸至腹依次联络上、中、下三焦。胸部支脉沿着胸中，出于胁部，至腋下 3 寸处（天池），上行抵腋窝中，沿上臂内侧，行于手太阴和手少阴之间，进入肘窝中，向下行于前臂两筋的中间，进入掌中，沿着中指到指端（中冲）。掌中支脉从劳宫分出，沿环指到指端（关冲），与手少阳三焦经相接（图 7-9）。

《灵枢·经脉》："心主手厥阴心包络之脉，起于胸中，出属心包络，下膈，历络三焦。其支者，循胸出胁，下腋三寸，上抵腋下，循臑内，行太阴、少阴之间，入肘中，下臂，行两筋之间，入掌中，循中指，出其端。其支者，别掌中，循小指次指，出其端。"

1. 天池

【定位】在胸部，当第四肋间隙，乳头外 1 寸，前正中线旁开 5 寸。

【主治】①胸闷，心烦，咳嗽，痰多，气喘，胸痛；②疟疾；③乳痛；④腋下肿痛；⑤瘰疬。

2. 天泉

【定位】在臂内侧，当腋前纹头下 2 寸，肱二头肌的长、短头之间。

【主治】①心痛，胸胁胀满，咳嗽；②胸背及上臂内侧痛。

3. 曲泽

【定位】在肘横纹中，当肱二头肌肌腱的尺侧缘。

【主治】①心痛，善惊，心悸；②胃痛，呕吐；③转筋，热病，烦躁；④肘臂痛，上肢颤动；⑤咳嗽。

4. 郄门

【定位】在前臂掌侧，当曲泽与大陵的连线上，腕横纹上 5 寸，

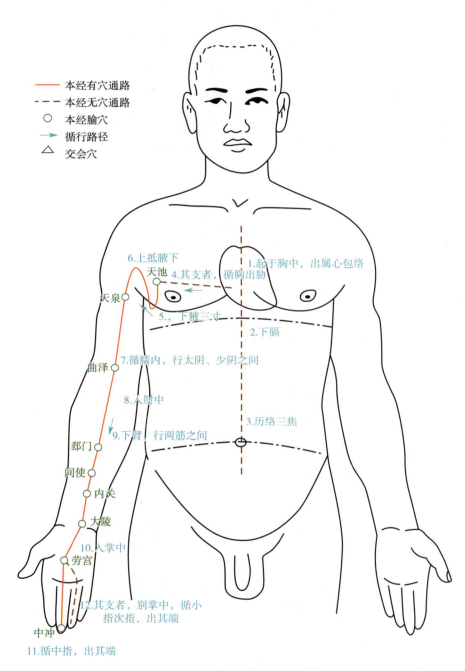

本经有穴通路
本经无穴通路
○ 本经腧穴
→ 循行路径
△ 交会穴

6.上抵腋下
天池
4.其支者，循胸出胁
1.起于胸中，出属心包络
沃泉
5.，下腋三寸
2.下膈
曲泽
7.循臑内，行太阴、少阴之间
8.入肘中
3.历络三焦
9.下臂，行两筋之间
郄门
间使
内关
大陵
10.入掌中
劳宫
12.其支者，别掌中，循小
指次指，出其端
中冲
11.循中指，出其端

图 7-9　手厥阴心包经（戊时）

掌长肌腱与桡侧腕屈肌腱之间。

【主治】①心痛，心悸，胸痛，心烦；②咯血，呕血；③疔疮；④癫狂。

5. 间使

【定位】在前臂掌侧，当曲泽与大陵的连线上，腕横纹上 3 寸，掌长肌腱与桡侧腕屈肌腱之间。

【主治】①心痛，心悸；②胃痛，呕吐，热病，烦躁，疟疾，癫狂，痫症；③腋肿，肘挛，臂痛。

6. 内关

【定位】在前臂掌侧，当曲泽与大陵的连线上，腕横纹上 2 寸，掌长肌腱与桡侧腕屈肌腱之间。

【主治】①心痛，心悸，胸痛；②胃痛，呕吐，呃逆；③失眠，癫狂，痫症，郁症；④眩晕，中风，偏瘫，哮喘，偏头痛，热病；⑤产后血晕；⑥肘臂挛痛。

7. 大陵

【定位】在腕掌横纹的中点处，当掌长肌腱与桡侧腕屈肌腱之间。

【主治】①心痛，心悸；②胃痛，呕吐，惊悸，癫狂，痫症；③胸胁痛，腕关节疼痛；④喜笑，悲恐。

8. 劳宫

【定位】在手掌心，当第二、三掌骨之间偏于第三掌骨，握拳屈指的中指尖处。

【主治】①中风昏迷，中暑，心痛，癫狂，痫症；②口疮，口臭，鹅掌风。

9. 中冲

【定位】在手中指末节尖端中央。

【主治】①中风昏迷，舌强不语，中暑，昏厥；②小儿惊风，热病；③舌下肿痛。

十、手少阳三焦经

手少阳三焦经为手三阳经之一，与手厥阴心包经相表里，上接手厥阴心包经于环指，下接足少阳胆经于目外眦。五行属（相）火。内属于三焦，阳气少。经脉分布于上肢外侧中间、肩颈和头面。其络脉、经别分别与之内外相连，经筋大体分布于经脉的外部。本经首穴是关冲，末穴是丝竹空，左右各 23 穴。

经脉循行：手少阳三焦经起于环指末端（关冲），向上行于小指与环指之间，沿着手背，出于前臂外侧桡骨与尺骨之间，向上通过肘尖，沿上臂外侧，上达肩部，交出足少阳经的后面，向上进入缺盆部，分布于胸中，散络于心包，向下通过横膈，从胸至腹，属上、中、下三焦。胸中支脉，从胸向上，出于缺盆部，上走颈旁，联系耳后，沿耳后直上，出于耳部，上行额角，再下行至面颊部，到达眼下部。耳部支脉从耳后进入耳中，出走耳前，与前脉交叉于面颊部，到达目外眦（丝竹空），与足少阳胆经相接（图 7-10）。

《灵枢·经脉》："三焦手少阳之脉，起于小指次指之端，上出两指之间，循手表腕，出臂外两骨之间，上贯肘，循臑外，上肩，而交出足少阳之后，入缺盆，布膻中，散落心包，下膈，循属三焦。其支者，从膻中上出缺盆，上项，系耳后直上，出耳上角，以屈下颊至𩒐。其支者，从耳后入耳中，出走耳前，过客主人前，交颊，至目锐眦。"

1. 关冲

【定位】在环指末节尺侧，距指甲角 0.1 寸（指寸）。

【主治】①头痛，目赤，耳聋，耳鸣，喉痹，舌强；②热病；

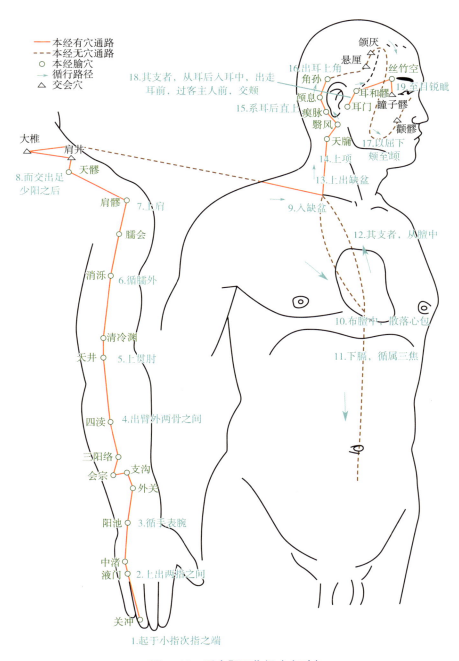

本经有穴通路
本经无穴通路
○　本经腧穴
→　循行路径
△　交会穴

颔厌
悬厘
16.出耳上角　丝竹空
18.其支者，从耳后入耳中，出走
　　耳前，过客主人前，交颊
角孙
耳和髎　19.至目锐眦
颅息　耳门
15.系耳后直上　瞳子髎
瘈脉　颧髎
翳风　17.以屈下
天牖　颊至顿
14.上项
13.上出缺盆

大椎
肩井
8.而交出足　天髎
少阳之后
肩髎　7.上肩
臑会
消泺　6.循臑外
9.入缺盆
12.其支者，从膻中
清冷渊
天井　5.上贯肘
10.布膻中，散落心包
四渎　4.出臂外两骨之间
11.下膈，循属三焦
三阳络
会宗　支沟
外关
阳池　3.循手表腕
中渚
液门　2.上出两指之间
关冲
1.起于小指次指之端

图 7-10　手少阳三焦经（亥时）

③心烦。

2. 液门

【定位】在手背部，当第四、五指间，指蹼缘后方赤白肉际处。

【主治】①头痛，目赤，耳痛，耳鸣，耳聋，喉痹，疟疾；②手臂痛。

3. 中渚

【定位】在手背部，当环指本节（掌指关节）的后方，第四、五掌骨间凹陷处。

【主治】①头痛，目眩，目赤，目痛，耳聋，耳鸣，喉痹；②肩背肘臂酸痛，手指不能屈伸，脊膂痛；③热病。

4. 阳池

【定位】在腕背横纹中，当指总伸肌肌腱的尺侧缘凹陷处。

【主治】①腕痛，肩臂痛；②耳聋；③疟疾；④消渴，喉痹。

5. 外关

【定位】在前臂背侧，当阳池与肘尖的连线上，腕背横纹上2寸，尺骨与桡骨之间。

【主治】①热病，头痛，颊痛，耳聋，耳鸣，目赤肿痛；②胁痛，肩背痛，肘臂屈伸不利，手指疼痛，手颤。

6. 支沟

【定位】在前臂背侧，当阳池与肘尖的连线上，腕背横纹上3寸，尺骨与桡骨之间。

【主治】①暴喑；②耳聋，耳鸣；③肩背酸痛，胁肋痛；④呕吐；⑤便秘；⑥热病。

7. 会宗

【定位】在前臂背侧，当腕背横纹上3寸，支沟尺侧，尺骨的桡侧缘。

【主治】①耳聋；②痫症；③上肢皮肤痛。

8. 三阳络

【定位】在前臂背侧，腕背横纹上 4 寸，尺骨与桡骨之间。

【主治】①暴喑，耳聋；②手臂痛；③龋齿痛。

9. 四渎

【定位】在前臂背侧，当阳池与肘尖的连线上，肘尖下 5 寸，尺骨与桡骨之间。

【主治】①暴喑，暴聋；②齿痛；③呼吸气短，咽阻如梗；④前臂痛。

10. 天井

【定位】在臂外侧，屈肘时，当肘尖直上 1 寸凹陷处。

【主治】①偏头痛；②胁肋、颈项、肩臂痛；③耳聋；④瘰疬，瘿气；⑤癫痫。

11. 清冷渊

【定位】在臂外侧，屈肘时，当肘尖直上 2 寸，即天井上 1 寸。

【主治】①头痛；②目黄；③肩臂痛不能举。

12. 消泺

【定位】在臂外侧，当清冷渊与臑会连线中点处。

【主治】①头痛，颈项强痛，臂痛，齿痛；②癫痫。

13. 臑会

【定位】在臂外侧，当肘尖与肩髎的连线上，肩髎下 3 寸，三角肌的后下缘。

【主治】①肩臂痛；②瘿气，瘰疬；③目疾。

14. 肩髎

【定位】在肩部，肩髃后方，当臂外展时，于肩峰后下方呈现凹陷处。

【主治】臂痛，肩重不能举。

15. 天髎

【定位】在肩胛部，肩井与曲垣的中间，当肩胛骨上角处。

【主治】①肩臂痛，颈项强痛；②胸中烦满。

16. 天牖

【定位】在颈侧部，当乳突的后方直下，平下颌角，胸锁乳突肌的后缘。

【主治】①头晕，头痛，面肿，目昏，暴聋，项强；②瘰疬；③肩背痛。

17. 翳风

【定位】在耳垂后方，当乳突与下颌角之间的凹陷处。

【主治】①耳鸣，耳聋；②口眼㖞斜，牙关紧闭，颊肿，瘰疬。

18. 瘈脉

【定位】在头部，耳后乳突中央，当角孙与翳风之间，沿耳轮连线的中、下 1/3 的交点处。

【主治】①头痛；②耳聋，耳鸣；③小儿惊风；④呕吐；⑤泻痢。

19. 颅息

【定位】在头部，当角孙与翳风之间，沿耳轮连线的上、中 1/3 的交点处。

【主治】①头痛、耳鸣、耳痛；②小儿惊风，呕吐涎沫。

20. 角孙

【定位】在头部，折耳郭向前，当耳尖直上入发际处。

【主治】耳部肿痛，目赤肿痛，目翳，齿痛，唇燥，项强，头痛。

21. 耳门

【定位】在面部，当耳屏上切迹的前方，下颌骨髁状突后缘，张口有凹陷处。

【主治】耳聋，耳鸣，颈颌痛。

22. 耳和髎

【定位】在头侧部，当鬓发后缘，平耳郭根之前方，颞浅动脉的后缘。

【主治】头重痛，耳鸣，牙关拘急，颌肿，鼻准肿痛，口渴

23. 丝竹空

【定位】在面部，当眉梢凹陷处。

【主治】①头痛，目眩，目赤痛，眼睑跳动，齿痛；②癫痫。

十一、足少阳胆经

足少阳胆经为足三阳经之一，与足厥阴肝经相表里，上接手少阳三焦经，下接足厥阴肝经。五行属木，属胆，络肝，是阳气初生的经络。起于瞳子髎、止于足窍阴，左右各 44 穴（图 7-11）。

经脉循行：起于目外眦（瞳子髎），上至头角（颔厌），下行到耳后（完骨），再折回上行，经额部至眉上（阳白），又向后折至风池，沿颈下行至肩上，左右交会于大椎，前行入缺盆。本经脉一分支从耳后进入耳中，出走于耳前，至目外眦后方。另一分支从目外眦分出，下行至大迎，同手少阳经分布于面颊部的支脉相合，行至目眶下，向下经过下颌角部下行至颈部，与前脉汇合于缺盆后，穿过膈肌，络肝，属胆，沿胁浅出气街，绕毛际，横向至环跳处。直行向下的经脉从缺盆下行至腋，沿胸侧，过季肋，下行至环跳处与前脉汇合，再向下沿大腿外侧、膝关节外缘，行于腓骨前面，直下至腓骨下端，浅出外踝之前，沿足背行出于足第四趾外侧端（足窍阴穴）。本经脉另一分支从足背（临证）分出，前行足大趾外侧端折回穿爪甲，分布于足大趾爪甲丛毛处，交于足厥阴肝经（图 7-11）。

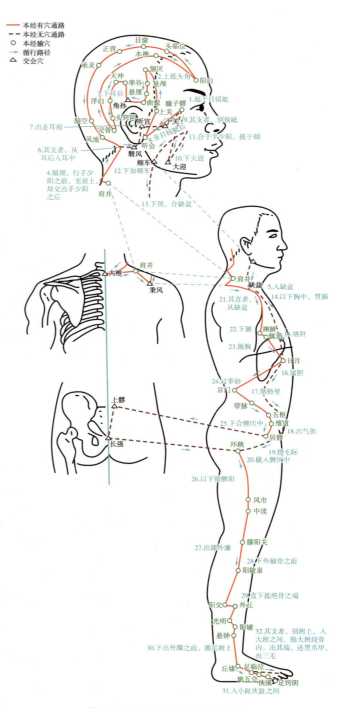

图 7-11　足少阳胆经（子时）

《灵枢·经脉》："胆足少阳之脉，起于目锐眦，上抵头角，下耳后，循颈，行手少阳之前，至肩上，却交出手少阳之后，入缺盆。其支者，从耳后入耳中，出走耳前，至目锐眦后。其支者，别锐眦，下大迎，合于手少阳，抵于顿，下加颊车，下颈，合缺盆，以下胸中，贯膈，络肝，属胆，循胁里，出气街，绕毛际，横入髀厌中。其直者，从缺盆下腋，循胸，过季胁，下合髀厌中。以下循髀阳，出膝外廉，下外辅骨之前，直下抵绝骨之端，下出外踝之前，循足跗上，入小趾次趾之间。其支者，别跗上，入大趾之间，循大趾歧骨内，出其端，还贯爪甲，出三毛。"

1. 瞳子髎

【定位】在面部，目外眦旁，当眶外侧缘处。

【主治】头痛，目赤，目痛，畏光羞明，迎风流泪，远视不明，内障，目翳。

2. 听会

【定位】在面部，当耳屏间切迹的前方，下颌骨髁状突的后缘，张口有凹陷处。

【主治】①耳鸣，耳聋，耳流脓；②齿痛，颞下颌关节脱位，口眼㖞斜；③面痛，头痛。

3. 上关

【定位】在耳前，下关直上，当颧弓的上缘凹陷处。

【主治】①头痛，耳鸣，耳聋，聤耳；②口眼㖞斜，面痛，齿痛；③惊痫，瘛疭。

4. 颔厌

【定位】在头部鬓发上，当头维与曲鬓弧形连线的上 1/4 与下 3/4 交点处。

【主治】①偏头痛，眩晕，目外眦痛，齿痛，耳鸣；②惊痫。

5. 悬颅

【定位】在头部鬓发上，当头维与曲鬓弧形连线的中点处。

【主治】偏头痛，面肿，目外眦痛，齿痛。

6. 悬厘

【定位】在头部鬓发上，当头维与曲鬓弧形连线的上 3/4 与下 1/4 交点处。

【主治】偏头痛，面肿，目外眦痛，耳鸣，上齿痛。

7. 曲鬓

【定位】在头部，当耳前鬓角发际后缘的垂线与耳尖水平线交点处。

【主治】偏头痛，颊肿，牙关紧闭，呕吐，齿痛，目赤肿痛，项强不得顾。

8. 率谷

【定位】在头部，当耳尖直上入发际 1.5 寸，角孙直上方。

【主治】①头痛；②呕吐；③小儿惊风。

9. 天冲

【定位】在头部，当耳根后缘直上入发际 2 寸，率谷后 0.5 寸。

【主治】①头痛，牙龈肿痛；②癫痫，惊恐，瘿气。

10. 浮白

【定位】在头部，当耳后乳突的后上方，天冲与完骨的弧形连线的中 1/3 与上 1/3 交点处。

【主治】①头痛，颈项强痛，耳鸣，耳聋，齿痛，瘰疬，瘿气；②臂痛不举；③足痿不行。

11. 头窍阴

【定位】在头部，当耳后乳突的后上方，天冲与完骨的弧形连线的中 1/3 与下 1/3 交点处。

【主治】①头痛，眩晕，颈项强痛，胸胁痛；②口苦；③耳鸣，耳聋，耳痛。

12. 完骨

【定位】在头部，当耳后乳突的后下方凹陷处。

【主治】①头痛，颈项强痛；②颊肿，喉痹，龋齿，口眼㖞斜；③癫痫，疟疾。

13. 本神

【定位】在头部，当前发际上 0.5 寸，神庭旁开 3 寸，神庭与头维连线的内 1/3 与外 1/3 交点处。

【主治】①头痛，目眩；②癫痫，小儿惊风；③颈项强痛，胸胁痛，半身不遂。

14. 阳白

【定位】在前额部，当瞳孔直上，眉上 1 寸。

【主治】头痛，目眩，目痛，目外眦疼痛，夜盲症（雀目）。

15. 头临泣

【定位】在头部，当瞳孔直上入前发际 0.5 寸，神庭与头维连线的中点处。

【主治】①头痛，目眩，目赤痛，流泪，目翳；②鼻塞，鼻渊，耳聋；③小儿惊风，热病。

16. 目窗

【定位】在头部，当前发际上 1.5 寸，头正中线旁开 2.25 寸。

【主治】①头痛；②目眩，目赤肿痛，远视，近视；③面水肿，上齿龋肿；④小儿惊风。

17. 正营

【定位】在头部，当前发际上 2.5 寸，头正中线旁开 2.25 寸。

【主治】头痛，头晕，目眩，唇吻强急，齿痛。

18. 承灵

【定位】在头部，当前发际上 4 寸，头正中线旁开 2.25 寸。

【主治】头晕，眩晕，目痛，鼻渊，鼻衄，鼻窒。

19. 脑空

【定位】在头部，当枕外隆凸的上缘外侧，头正中线旁开 2.25寸，平脑户。

【主治】①头痛，颈项强痛；②目眩，目赤肿痛，鼻痛，耳聋；③癫痫，惊悸，热病。

20. 风池

【定位】在项部，当枕骨之下，与风府相平，胸锁乳突肌与斜方肌上端之间的凹陷处。

【主治】①头痛，眩晕，颈项强痛；②目赤痛，目泪出；③鼻渊，鼻衄；④耳聋；⑤气闭，中风，口眼㖞斜；⑥疟疾，热病，感冒，瘿气。

21. 肩井

【定位】在肩上，前直乳中，当大椎与肩峰端连线的中点上。

【主治】①肩背痹痛，手臂不举，颈项强痛；②乳痈，难产；③中风，瘰疬，诸虚百损。

22. 渊腋

【定位】在侧胸部，举臂，当腋中线上，腋下 3 寸，第四肋间隙中。

【主治】①胸满，肋痛；②腋下肿，臂痛不举。

23. 辄筋

【定位】在侧胸部，渊腋前 1 寸，平乳头，第四肋间隙中。

【主治】①胸肋痛；②喘息，呕吐，吞酸；③腋肿，肩臂痛。

24. 日月

【定位】在上腹部，当乳头直下，第七肋间隙，前正中线旁开 4 寸。

【主治】①胁肋疼痛；②胀满，呕吐，吞酸，呃逆；③黄疸。

25. 京门

【定位】在侧腰部，章门后 1.8 寸，当第十二肋游离端的下方。

【主治】①肠鸣，泄泻，腹胀；②腰胁痛，配行间治腰痛不可久立仰俯；③配身柱、筋缩、命门治脊强脊痛；④水肿，小便不利。

26. 带脉

【定位】在侧腹部，章门下 1.8 寸，第十一肋游离端直下平脐处。

【主治】①月经不调，赤白带下；②疝气；③腰胁痛。

27. 五枢

【定位】在侧腹部，当髂前上棘的前方，横平脐下 3 寸处。

【主治】①阴挺，赤白带下，月经不调；②疝气，少腹痛；③便秘；④腰胯痛。

28. 维道

【定位】在侧腹部，当髂前上棘的前下方，五枢前下 0.5 寸。

【主治】①腰胯痛，少腹痛；②阴挺；③疝气；④带下，月经不调；⑤水肿。

29. 居髎

【定位】在髋部，当髂前上棘与股骨大转子最凸点连线的中点处。

【主治】①腰腿痹痛，瘫痪，足痿；②疝气。

30. 环跳

【定位】在股外侧部，侧卧屈股，当股骨大转子最凸点与骶管裂孔连线的外 1/3 与中 1/3 交点处。

【主治】①腰胯疼痛，半身不遂，下肢痿痹，膝踝肿痛不能转侧；②遍身风疹。

31. 风市

【定位】在大腿外侧部的中线上，当腘横纹上 7 寸，或直立垂手时，中指尖处。

【主治】①中风半身不遂，下肢痿痹、麻木；②遍身瘙痒；③脚气病。

32. 中渎

【定位】在大腿外侧，当风市下 2 寸，或腘横纹上 5 寸，股外侧肌与股二头肌之间。

【主治】下肢痿痹、麻木，半身不遂。

33. 膝阳关

【定位】在膝外侧，当阳陵泉上 3 寸，股骨外上髁上方的凹陷处。

【主治】膝膑肿痛，腘筋挛急，小腿麻木。

34. 阳陵泉

【定位】在小腿外侧，当腓骨小头前下方凹陷处。

【主治】①半身不遂，下肢痿痹、麻木，膝肿痛；②脚气病；③胁肋痛，黄疸，口苦，呕吐；④小儿惊风；⑤破伤风。

35. 阳交

【定位】在小腿外侧，当外踝尖上 7 寸，腓骨后缘。

【主治】①胸胁胀满疼痛；②面肿；③惊狂，癫，瘈疭；④膝股痛，下肢痿痹。

36. 外丘

【定位】在小腿外侧，当外踝尖上 7 寸，腓骨前缘，平阳交。

【主治】①颈项强痛，胸胁痛；②疯犬伤毒不出；③下肢痿痹，癫；④小儿鸡胸。

37. 光明

【定位】在小腿外侧，当外踝尖上 5 寸，腓骨前缘。

【主治】①目痛，夜盲；②乳胀痛；③膝痛，下肢痿痹，颊肿。

38. 阳辅

【定位】在小腿外侧，当外踝尖上 4 寸，腓骨前缘稍前方。

【主治】①偏头痛，目外眦痛，缺盆中痛，腋下痛，瘰疬；②胸、胁、下肢外侧痛；③疟疾；④半身不遂。

39. 悬钟

【定位】在小腿外侧，当外踝尖上 3 寸，腓骨前缘。

【主治】①半身不遂，颈项强痛，胸腹胀满，胁肋疼痛，膝腿痛；②脚气病；③腋下肿。

40. 丘墟

【定位】在外踝的前下方，当趾长伸肌腱的外侧凹陷处。

【主治】①颈项痛，腋下肿，胸胁痛，下肢痿痹，外踝肿痛；②疟疾；③疝气；④目赤肿痛，目生翳膜；⑤中风偏瘫。

41. 足临泣

【定位】在足背外侧，当足第四趾本节（第四跖趾关节）的后方，小趾伸肌腱的外侧凹陷处。

【主治】①头痛，目外眦痛，目眩；②乳痈，瘰疬，胁肋痛；③疟疾；④中风偏瘫，痹痛不仁，足跗肿痛。

42. 地五会

【定位】在足背外侧，当足第四趾本节（第四跖趾关节）的后方，第四、五跖骨之间，小趾伸肌腱的内侧缘。

【主治】①头痛，目赤痛，耳鸣，耳聋；②胸满，胁痛，腋肿；③乳痈；④跗肿。

43. 侠溪

【定位】在足背外侧，当第四、五趾间，趾蹼缘后方赤白肉际处。

【主治】①头痛，眩晕，惊悸，耳鸣，耳聋，目外眦赤痛，颊肿；

②胸胁痛，膝股痛，足跗肿痛；③疟疾。

44. 足窍阴

【定位】在第四趾末节外侧，距趾甲角 0.1 寸。

【主治】①偏头痛，目眩，目赤肿痛，耳聋，耳鸣，喉痹；②胸胁痛，足跗肿痛；③多梦；④热病。

十二、足厥阴肝经

足厥阴肝经为足三阴经之一，与足少阳胆经相表里，上接足少阳胆经，下接手太阴肺经。五行属木，属肝，络胆，与肺、胃、肾、脑有联系。本经首穴是大敦，末穴是期门，左右各 14 穴。

经脉循行：足厥阴肝经从大趾背丛毛部开始（大敦），向上沿着足背内侧（行间、太冲），离内踝 1 寸（中封），上行小腿内侧（会三阴交，经蠡沟、中都、膝关），离内踝 8 寸处交出足太阴脾经之后，上膝腘内侧（曲泉），沿着大腿内侧（阴包、足五里、阴廉）进入阴毛中，环绕阴部，至小腹（急脉，会冲门、府舍、曲骨、中极、关元），夹胃旁边，属于肝，络于胆（章门、期门）；向上通过膈肌，分布胁肋部，沿气管之后，向上进入喉头部，连接目系（眼球后的脉络联系），上行出于额部，与督脉交会于头顶。它的支脉从"目系"下向颊里，环绕唇内。另一支脉从肝分出，通过膈肌，向上流注于肺（接手太阴肺经）（图 7-12）。

《灵枢·经脉》："肝足厥阴之脉，起于大趾丛毛之际，上循足跗上廉，去内踝一寸，上踝八寸，交出太阴之后，上腘内廉，循股阴，入毛中，过阴器，抵小腹，挟胃，属肝，络胆，上贯膈，布胁肋，循喉咙之后，上入颃颡，连目系，上出额，与督脉会于巅。其支者，从目系下颊里，环唇内。其支者，复从肝，别贯膈，上注肺。"

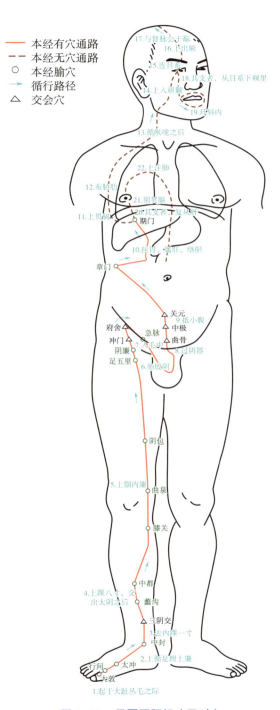

图 7-12　足厥阴肝经（丑时）

1. 大敦

【定位】在足踇趾末节外侧，距趾甲角 0.1 寸（指寸）。

【主治】①疝气；②遗尿；③崩漏，阴挺，闭经；④癫痫。

2. 行间

【定位】在足背，当第一、二趾间，趾蹼缘的后方赤白肉际处。

【主治】①目赤肿痛，青盲；②失眠，癫痫；③月经不调，痛经，崩漏，带下；④小便不利，尿痛，遗尿。

3. 太冲

【定位】在足背，当第一、二跖骨结合部前方凹陷处。

【主治】①头痛，眩晕，目赤肿痛，口眼㖞斜；②郁症，胁痛，腹胀，呃逆；③下肢痿痹，行路困难；④月经不调，崩漏，疝气，遗尿；⑤癫痫，小儿惊风。

4. 中封

【定位】在足背侧，商丘与解溪连线之间，胫骨前肌肌腱的内侧凹陷处。

【主治】①疝气，腹痛；②遗精；③小便不利。

5. 蠡沟

【定位】在小腿内侧，当足内踝尖上 5 寸，胫骨内侧面中央。

【主治】①外阴瘙痒，月经不调，带下；②小便不利，疝气，足肿疼痛。

6. 中都

【定位】在小腿内侧，当内踝尖上 7 寸，胫骨内侧面的中央。

【主治】①两胁痛，腹胀，腹痛，泄泻；②恶露不尽；③疝气。

7. 膝关

【定位】在足小腿内侧，当胫骨内上髁的后下方，阴陵泉后 1 寸，腓肠肌内侧头的上部。

【主治】①膝部肿痛，下肢痿痹；②咽喉肿痛。

8. 曲泉

【定位】在膝内侧，屈膝，当膝内侧横纹内侧端，股骨内侧髁的后缘，半腱肌、半膜肌止端的前凹陷处。

【主治】①小腹痛，小便不利；②遗精，阴挺，阴痒，外阴疼痛；③月经不调，赤白带下，痛经；④膝股内侧痛。

9. 阴包

【定位】在大腿内侧，当股骨内上髁上4寸，股内肌与缝匠肌之间。

【主治】①腰骶引小腹痛，小便不利，遗尿；②月经不调。

10. 足五里

【定位】在大腿内侧，当气冲直下3寸，大腿根部，耻骨结节的下方，长收肌的外缘。

【主治】①小腹胀痛，小便不利；②阴挺，睾丸肿痛；③瘰疬。

11. 阴廉

【定位】在大腿内侧，当气冲直下2寸，大腿根部，耻骨结节的下方，长收肌的外缘。

【主治】①月经不调，带下；②小腹胀痛。

12. 急脉

【定位】在耻骨结节的外侧，当气冲外下方，腹股沟股动脉搏动处，前正中线旁开2.5寸。

【主治】①疝气，腹痛；②外阴肿痛，阴茎痛，阴挺，阴痒。

13. 章门

【定位】在侧腹部，当第十一肋游离端的下方。

【主治】①腹胀，泄泻；②胁痛，痞块。

14. 期门

【定位】在胸部，当乳头直下，第六肋间隙，前正中线旁开4寸。

【主治】①郁证；②胸胁胀痛；③腹胀，呃逆，吞酸。

十三、督脉

督脉行于背部正中，其脉多次与手足三阳经及阳维脉交会，能总督一身之阳经，故称为"阳脉之海"。督脉行于脊里，上行入脑，并从脊里分出属肾，它与脑、脊髓、肾又有密切联系。共28穴。

经脉循行：督脉起于小腹内胞宫，体表出于曲骨，向下过会阴部，向后行于腰背正中至尾骶部的长强，沿人体脊柱上行，经项后部至风府，进入脑内，沿头部正中线，上行至巅顶百会，经前额下行鼻柱至鼻尖的素髎，过人中，至上齿正中的龈交（图7-13）。

《素问·骨空论》："督脉者，起于少腹以下骨中央，女子入系廷孔。其孔，溺孔之端也。其络循阴器，合篡间，绕篡后，别绕臀至少阴，与巨阳中络者，合少阴上股内后廉，贯脊，属肾，与太阳起于目内眦，上额，交巅上，入络脑，还出别下项，循肩髆，内侠脊抵腰中，入循膂，络肾。其男子循茎下至篡，与女子等。其少腹直上者，贯脐中央，上贯心，入喉，上颐环唇，上系两目之下中央。"

1. 长强

【定位】在尾骨端下，当尾骨端与肛门连线的中点处。

【主治】①泄泻，便血，便秘，痔，脱肛；②癫狂，痫。

2. 腰俞

【定位】在骶部，当后正中线上，适对骶管裂孔。

【主治】①癫狂，癫痫；②痔；③腰脊强痛，下肢痿痹；④月经不调。

3. 腰阳关

【定位】在腰部，当后正中线上，第四腰椎棘突下凹陷中。

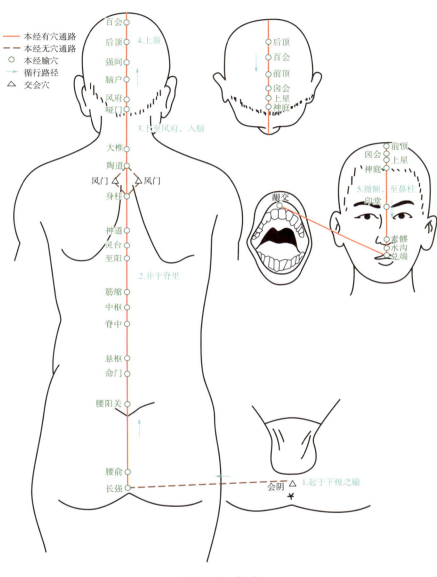

图 7-13 督脉

【主治】①月经不调，遗精，阳痿；②腰骶痛，下肢痿痹。

4. 命门

【定位】在腰部，当后正中线上，第二腰椎棘突下凹陷中。

【主治】①遗精，阳痿；②月经不调，带下；③泄泻；④腰脊强痛。

5. 悬枢

【定位】在腰部，当后正中线上，第一腰椎棘突下凹陷中。

【主治】①腰脊强痛；②泄泻，腹痛。

6. 脊中

【定位】在背部，当后正中线上，第十一胸椎棘突下凹陷中。

【主治】①泄泻；②黄疸；③痔；④癫痫。

7. 中枢

【定位】在背部，当后正中线上，第十胸椎棘突下凹陷中。

【主治】①黄疸，呕吐，腹胀满；②腰脊强痛。

8. 筋缩

【定位】在背部，当后正中线上，第九胸椎棘突下凹陷中。

【主治】①癫痫；②脊强；③胃痛。

9. 至阳

【定位】在背部，当后正中线上，第七胸椎棘突下凹陷中。

【主治】①急性胃痛；②黄疸；③胸胁胀痛，咳嗽，背痛。

10. 灵台

【定位】在背部，当后正中线上，第六胸椎棘突下凹陷中。

【主治】①急性胃痛；②疔疮；③咳嗽，脊背强痛。

11. 神道

【定位】在背部，当后正中线上，第五胸椎棘突下凹陷中。

【主治】①心悸，心痛，失眠，健忘；②咳嗽，噎膈；③脊背强痛。

12. 身柱

【定位】在背部，当后正中线上，第三胸椎棘突下凹陷中。

【主治】①咳嗽，气喘；②癫痫；③脊背强痛。

13. 陶道

【定位】在背部，当后正中线上，第一胸椎棘突下凹陷中。

【主治】①热病，疟疾；②头痛，脊强。

14. 大椎

【定位】在后正中线上，第七颈椎棘突下凹陷中。

【主治】①热病，疟疾，骨蒸盗汗；②周身畏寒，感冒，目赤肿痛，头项强痛；③癫痫；④咳喘。

15. 哑门

【定位】在项部，当后发际正中直上 0.5 寸，第一颈椎棘突下缘。

【主治】①情志变化引起的精神障碍、乏力；②聋，哑；③中风，舌强不语，暴喑；④癫狂，痫；⑤后头痛，项强；⑥鼻衄。

16. 风府

【定位】在项部，当后发际正中直上 1 寸，枕外隆凸直下，两侧斜方肌之间凹陷中。

【主治】①中风不语，半身不遂，癫狂；②颈痛项强，眩晕，咽痛。

17. 脑户

【定位】在头部，后发际正中直上 2.5 寸，风府上 1.5 寸，枕外隆凸的上缘凹陷处。

【主治】①头晕，项强；②癫痫。

18. 强间

【定位】在头部，当后发际正中直上 4 寸（脑户上 1.5 寸）。

【主治】①头晕，眩晕；②癫狂，痫；③中风偏瘫。

19. 后顶

【定位】在头部，当后发际正中直上 5.5 寸（脑户上 3 寸）。

【主治】①头痛，眩晕，项强；②癫狂，痫，心烦，失眠。

20. 百会

【定位】在头部，当前发际正中直上 5 寸，或头顶正中线与两耳尖连线的交点处。

【主治】①眩晕，头痛；②昏厥，中风偏瘫，不语；③脱肛，阴挺；④癫狂，不寐。

21. 前顶

【定位】在头部，当前发际正中直上 3.5 寸（百会前 1.5 寸）。

【主治】①头痛，眩晕；②鼻渊；③中风偏瘫，癫痫。

22. 囟会

【定位】在头部，当前发际正中直上 2 寸（百会前 3 寸）。

【主治】①头痛，眩晕；②鼻渊；③癫痫；④小儿惊风。

23. 上星

【定位】在头部，当前发际正中直上 1 寸。

【主治】①头痛，目痛；②鼻渊，鼻衄；③癫狂；④中风偏瘫。

24. 神庭

【定位】在头部、当前发际正中直上 0.5 寸。

【主治】①失眠，惊悸，痫证；②头痛，眩晕；③鼻渊。

25. 素髎

【定位】在面部，当鼻尖的正中央。

【主治】①昏迷，昏厥，新生儿窒息；②鼻塞、鼻衄、鼻渊、酒渣鼻；③目胀痛，视物不清；④足跟痛。

26. 水沟

【定位】在面部、当人中沟的上 1/3 与中 1/3 交点处。

【主治】①晕厥，中暑，中风昏迷，精神障碍，牙关紧闭，为急救要穴；②癫狂、痫证；③急性腰痛；④胃痛不止，口㖞面肿。

27. 兑端

【定位】在面部，当上唇的尖端，人中沟下端的皮肤与唇的移行部。

【主治】①癫狂；②牙龈肿痛，口喎。

28. 龈交

【定位】在上唇内，唇系带与上齿龈的连接处。

【主治】①急性腰痛；②痔疮出血、痔疾疼痛；③齿龈肿痛；④鼻渊；⑤癫狂。

十四、任脉

任脉属于奇经八脉，有"阴脉之海"之称，位于人体正面正中线。任脉起于胞中，止于下颌，共有关元、气海等24腧穴。任脉行于腹面正中线，其脉多次与手足三阴及阴维脉交会，能总任一身之阴经，与女子妊娠有关，故有"任主胞胎"之说。

经脉循行：起于小腹内胞宫，下出会阴毛部，经阴阜，沿腹部正中线向上经过关元等穴，到达咽喉部（天突），再上行到达下唇内，环绕口唇，交会于督脉之龈交，再分别通过鼻翼两旁，上至眼眶下（承泣），交于足阳明经（图7-14）。

《素问·骨空论》："任脉者，起于中极之下，以上毛际，循腹里，上关元，至咽喉，上颐，循面，入目。冲脉者，起于气街，并少阴之经，侠脐上行，至胸中而散。"

1. 会阴

【定位】在会阴，男性当阴囊根部与肛门连线的中点，女性当大阴唇后联合中与肛门连线的中点。

【主治】①二便不利或失禁，痔，脱肛；②遗精，阳痿，阴部瘙痒；③溺水窒息，昏迷，癫狂。

2. 曲骨

【定位】在下腹部，当前正中线上，耻骨联合上缘的中点处。

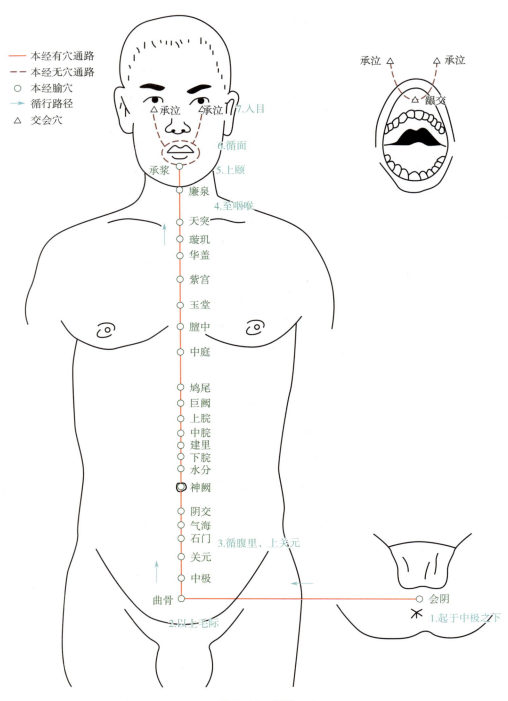

图例：
— 本经有穴通路
-- 本经无穴通路
○ 本经腧穴
→ 循行路径
△ 交会穴

承泣 △ 　△ 承泣

△ 龈交

△ 承泣　△ 承泣　7.入目

6.循面

承浆　5.上颐

廉泉　4.至咽喉

天突
璇玑
华盖

紫宫

玉堂

膻中

中庭

鸠尾
巨阙
上脘
中脘
建里
下脘
水分
神阙

阴交
气海
石门　3.循腹里，上关元

关元

中极

曲骨
2.以上毛际

会阴

✕ 1.起于中极之下

图 7-14　任脉

【主治】①小便不利，遗尿；②遗精，阴痿；③月经不调，带下。

3. 中极

【定位】在下腹部，前正中线上，当脐中下 4 寸。

【主治】①遗尿、小便不利；②遗精，阳痿；③月经不调，崩漏，带下，阴挺，不孕；④疝气。

4. 关元

【定位】在下腹部，前正中线上，当脐中下 3 寸。

【主治】①阳痿，遗精，遗尿，小便频数，小便不通；②月经不调，崩漏，带下，痛经，阴挺，阴痒，不孕，产后出血；③中风脱证，虚劳体弱，本穴为保健要穴；④泄泻，脱肛，完谷不化。

5. 石门

【定位】在下腹部，前正中线上，当脐中下 2 寸。

【主治】①小便不利，水肿；②疝气，腹痛，泄泻；③闭经，带下，崩漏。

6. 气海

【定位】在下腹部，前正中线上，当脐中下 1.5 寸。

【主治】①腹痛，泄泻，便秘；②遗尿；③疝气；④遗精，阳痿；⑤月经不调，闭经；⑥虚劳体弱，本穴为保健要穴。

7. 阴交

【定位】在下腹部，前正中线上，当脐中下 1 寸。

【主治】①小便不利，水肿；②疝气腹痛；③月经不调，带下，崩漏，阴痒，产后出血。

8. 神阙

【定位】在腹中部，脐中央。

【主治】①中风脱证，四肢厥冷；②泄泻，偏身出汗；③水肿。

9. 水分

【定位】在上腹部，前正中线上，当脐中上 1 寸。

【主治】①水肿，小便不通；②腹痛，泄泻，反胃吐食。

10. 下脘

【定位】在上腹部，前正中线上，当脐中上 2 寸。

【主治】①胃脘痛；②腹胀泄泻，呕吐，呃逆。

11. 建里

【定位】在上腹部，前正中线上，当脐中上 3 寸。

【主治】①胃痛，呕吐；②食欲不振；③腹胀肠鸣。

12. 中脘

【定位】在上腹部，前正中线上，当脐中上 4 寸。

【主治】①胃脘痛，呕吐，呃逆，吞酸；②腹胀，泄泻，饮食不化；③咳喘痰多；④黄疸；⑤失眠。

13. 上脘

【定位】在上腹部，前正中线上，当脐中上 5 寸（内为肝下缘及幽门部）。

【主治】①胃痛，呕吐，腹胀；②癫痫。

14. 巨阙

【定位】在上腹部，前正中线上，当脐中上 6 寸。

【主治】①心胸痛，心悸；②癫狂，痫；③胃痛，呕吐。

15. 鸠尾

【定位】在上腹部，前正中线上，当胸剑结合部下 1 寸。

【主治】①癫狂，痫；②胸痛，心悸，腹胀。

16. 中庭

【定位】在胸部，当前正中线上，平第五肋间，即胸剑结合处。

【主治】①胸胁胀满，心痛；②呕吐，小儿吐乳。

17. 膻中

【定位】在胸部，当前正中线上，平第四肋间，两乳头连线的中点。

【主治】①气喘，胸闷；②心痛，心悸；③乳汁少，呃逆，噎膈。

18. 玉堂

【定位】在胸部，当前正中线上，平第三肋间。

【主治】①咳嗽，气喘；②胸痛，乳痈。

19. 紫宫

【定位】在胸部，当前正中线上，平第二肋间。

【主治】①咳嗽，气喘；②胸痛。

20. 华盖

【定位】在胸部，当前正中线上，平第一肋间。

【主治】①咳嗽，气喘；②胸胁胀痛。

21. 璇玑

【定位】在胸部，当前正中线上，胸骨上窝中央下 1 寸。

【主治】①咳嗽，气喘；②胸痛，咽喉肿痛。

22. 天突

【定位】在颈部，当前正中线上，胸骨上窝中央。

【主治】①咳嗽，气喘，胸痛；②咽喉肿痛，暴喑，瘿气；③梅核气，噎膈。

23. 廉泉

【定位】在颈部，当前正中线上，喉结上方，舌骨上缘凹陷处。

【主治】①舌下肿痛，舌缓流涎，舌强不语；②暴喑，吞咽困难。

24. 承浆

【定位】在面部，当颏唇沟的正中凹陷处。

【主治】①口眼㖞斜，牙龈肿痛，流涎；②癫狂；③遗尿。

奇经八脉除任脉、督脉外还有阴跷脉、阳跷脉、阴维脉、阳维脉、冲脉、带脉。

十五、特定穴

人体十二正经、奇经八脉上有 360 多个穴位，后人在不断实践中还在不断发现、补充经外奇穴。先人将这 360 多个穴位按临床诊断及治疗意义的重要性、使用频率的高低进行划分，并根据穴位的特性为约 120 个穴位赋以特殊名称。

（一）五输穴

十二经脉在肘膝关节以下各有称为井、荥、输、经、合的五个特殊的腧穴，合称五输穴。

古人把气在经脉中的运行比作自然界之水流。《灵枢·九针十二原》曰："所出为井，所溜为荥，所注为输，所行为经，所入为合。"意思是人的气具有由小到大、由浅入深的特点。五输穴从四肢末端向肘、膝方向依次排列。

"井"，意为谷井，喻山谷之泉，是水之源头；井穴分布在指或趾末端，为经气初出之处。

"荥"，意为小水，喻刚出的泉水微流；荥穴分布于掌指或跖趾关节之前，为经气开始流动之处。

"输"，有输注之意，喻水流由小到大，由浅渐深；输穴分布于掌指或跖趾关节之后，其经气渐盛。

"经"，意为水流宽大通畅；经穴多位于腕、踝关节以上之前臂、胫部，其经气盛大流行。

"合"，有汇合之意，喻江河之水汇合入海；合穴位于肘膝关节附近，其经气充盛且入合于脏腑。这是按经气的由小到大，由浅而深所做的排序。

五输穴各有其五行属性。在阳经中，井属金、荥属水、输属木、经属火、合属土；在阴经中，井属木、荥属火、输属土、经属金、合属水。

取穴原则参考：

1.《灵枢·顺气一日分为四时》云："病在藏者，取之井；病变于色者，取之荥；病时间时甚者，取之输；病变于音者，取之经；经满而血者，病在胃；及以饮食不节得病者，取之于合。"

2.《难经·六十八难》又做了补充："井主心下满，荥主身热，输主体重节痛，经主喘咳寒热，合主逆气而泄"。《灵枢·邪气脏腑病形》："荥输治外经，合治内腑"。井穴多用于急救，荥穴多用于治疗热证，输穴多用于治疗关节疼痛，经穴多用于治疗外感病症，合穴多用于治疗相关脏腑病证。

3. 按五行生克关系选用

（1）理论　虚则补其母，实则泻其子。

（2）选穴原则　虚证用母穴，实证用子穴。

（3）补母泻子法　分为本经子母补泻和他经子母补泻。

4. 按时选用　"春刺井，夏刺荥，季夏刺俞，秋刺经，冬刺合"。每日时辰：根据一日之中十二经脉气血盛衰开合的时间，选用不同的五输穴。

（二）原穴

原穴是脏腑原气输注、经过和留止于十二经脉四肢腕、踝关节附近部位的重要腧穴。十二经脉各有一原穴，故又名十二原。

"原"含本原、原气之意，是人体生命活动的原动力。原气源于肾间动气，是人体生命活动的原动力，通过三焦运行于五脏六腑，通达头身四肢，是十二经脉维持正常生理功能的根本。

阴经五脏之原穴，即五输穴中的输穴，就是以输为原，阳经六腑则不同，输穴之外，另有原穴。通常脏腑发生疾病时，就会反映到相应的原穴上来，通过原穴的各种异常变化，又可推知脏腑的盛衰。在临床上，针刺原穴能使三焦原气通达，调节脏腑经络功能，从而发挥维护正气，抗御病邪的作用。

（三）络穴

络穴是治疗慢性病的首选要穴，十五络脉从经脉分出处各有一个腧穴，称为络穴，又称"十五络穴"。

"络"有联络、散布之意。十二经脉各有一络脉分出，故各有一络穴。十二经脉的络穴位于四肢肘膝关节以下；任脉络穴鸠尾位于上腹部；督脉络穴长强位于骶尾部；脾之大络大包位于胸胁部。络穴的治疗作用主要有以下几方面。

1. 络穴主治其络脉虚实的病证。如手少阴心经别络，实则胸中支满，虚则不能言语，皆可取其络穴通里治疗。

2. 络穴可沟通表里两经。因此，不仅能治本经病，也能治相表里的经脉的病证。如手太阴肺经的络穴列缺，既能治肺经的咳嗽、喘息，又能治相表里的手阳明大肠经的齿痛、头项疼痛等。

3. 凡有急性炎症时，刺络穴出血，亦有良好的效果。

4. 络穴在临床应用时既可单独使用，也可与相表里经的原穴配合，称为原络配穴法。

十五络脉有沟通表里经脉和治疗表病及里、里病及表或表里两经同病的见证的作用；任脉、督脉及脾之大络有通调躯干前、后、侧部营卫气血和治疗胸腹、背腰及胁肋部病症的作用。

在治疗上，常用原穴配络穴治疗表里经之间的病证，称为"主客原络配穴"。以脏腑经络先病、后病为依据，运用时一般是先病脏腑为主，取其经之原穴，后病脏腑为客，取其经之络穴。《难经·六十六难》曰："五脏六腑之有病者，取其原也"。

（四）郄穴

"郄"即孔隙，本属气血集。肺向孔最取，大肠温溜别；胃经是梁丘，脾属地机穴；心则取阴郄，小肠养老列；膀胱金门守，肾向水泉施；心包郄门刺，三焦会宗持；胆郄在外丘，肝经中都是；阳跷跗阳走，阴跷交信期；阳维阳交穴，阴维筑宾知。

1. 郄穴诊断　脏腑有病可按压郄穴，以协助诊断。

2. 郄穴治疗　因郄穴为气血深藏之处，在一般情况下，邪不可干，如果郄穴出现异常，说明病邪已深，表现必然急、重，故郄穴可用于治疗本经循行和所属脏腑的急症、痛症、炎症及久治不愈的疾病。阴经郄穴有止血作用，如孔最止咯血、中都止崩漏、阴郄止吐血和衄血等。阳经郄穴偏于止痛，如急性腰痛取养老、急性胃脘痛取梁丘等。郄穴可以单用，亦可与会穴合用，称为郄会取穴法，如梁丘配中脘治疗急性胃病、孔最配膻中治气逆吐血等。

（五）募穴

募穴均位于胸腹部经脉上，其位置近于相关脏腑所处部位。脏腑之气汇聚于胸腹部的腧穴称为募穴，又称为腹募穴。"募"，有聚集、汇合之意。六脏（肝、心、脾、肺、肾、心包络）六腑各有一募穴，共 12 个。

（六）俞穴

俞穴均位于背腰部，故又称背俞穴。俞穴位于背腰部足太阳膀胱经的第一侧线上，依脏腑位置上下排列，分别冠以脏腑之名。

"俞募穴"是"俞穴"和"募穴"的总称。当机体发生病变时，有"阳病治阴，阴病治阳"之说。阴证，含有"脏病、寒证，虚证"之义；阳证，则含有"腑证、热证、实证"之义。

俞募穴均为脏腑经脉之气所输注、结聚的部位，可治疗相应脏腑的疾病，但二者的主治又各具特点。有书云："阴阳经络，气相交贯，脏腑腹背，气相通应"。经气可以由阳行阴，由阴行阳，阴阳互通，腹背前后相应，从而达到阴阳相对平衡的状态并维持正常的生理功能。

在临床上，俞穴偏于主治阴性病证，腹募穴偏于主治阳性病证。当脏腑发生病变时，相应的俞穴、募穴上可以表现出某些异常的变化，如皮肤变色，凹陷，突起，按压有结节、条索状的异物。在治疗之上，俞募穴不仅对脏腑病证有良好的治疗作用，而且对各脏腑络属的器官及皮肉筋骨病亦有一定的治疗作用。如肝俞，为肝之气直接输注之处，有疏肝养血之功，主治肝病变，因肝开窍于目，故取肝俞可以养肝明目，又因肝在体为筋，还可以治筋脉挛急病。

1. 俞募相配　又称腹背配穴。募穴在胸腹，与背俞相对，二者一前二后，一阴一阳，相互协同，对治疗脏腑病证疗效颇著，在临床中应用十分广泛，尤其是对于症状比较错综复杂的患者，用配穴的疗效最佳。

2. 募合、俞原配合　即分别将本脏腑的募穴与本脏腑合穴相配，本脏腑的俞穴与本脏腑原穴相配，属于远近配穴法。由于募穴主治偏重阳性病证（包括腑病、实证、热证），俞穴主治偏重阴性病证（包括脏证，虚证，寒证）；合穴主治内腑，偏于通降；原穴主治内脏，偏于扶正祛邪，故募穴与合穴相配对于治疗腑证、实证、热证效果较好，而俞穴与原穴相配则对脏证、虚证、寒证较为适宜。此外，临床取用俞穴、募穴时，还可视不同病情，根据经络理论进行各种配穴，灵活加以运用。

（七）八脉交会穴

八脉交会穴是指奇经八脉与十二正经脉气相通的 8 个腧穴。故此八穴既能治奇经病，又能治正经病。

八脉指的是阴维脉、阳维脉、阴跷脉、阳跷脉、任脉、督脉、冲脉、带脉。

八脉交会穴在临床应用十分广泛，应用时常将八穴分为四对，上下配穴以治疗疾病。

1. 内关、公孙　主治胃、心胸病变。
2. 后溪、申脉　主治目内眦、颈项及耳肩等处疾病。
3. 外关、足临泣　主治目外眦、颊、颈、耳后、肩的病变。
4. 列缺、照海　主治肺系、咽喉、胸膈的疾病。

（八）八会穴

八会穴指脏、腑、气、血、筋、脉、骨、髓等精气所汇聚的腧穴。"会"，是汇聚的意思。八会穴对各自的脏、腑、气、血、筋、脉、骨、髓相关的病证有特殊的治疗作用（表 7-1）。

十六、子午流注

子午流注是中医以"人与天地相应"的观点为基础建立的以时间为采考点的又一理论思想，是辨证循经、按时取穴的一种具体操作方法，它依据经脉气血受自然界影响而立。其含义为：人身之气血周流出入皆有定时，人体功能活动、病理变化受自然界气候变化、时日

表7-1 十二经络腧穴对照表

经络名称	五腧穴					原穴	络穴	郄穴	俞穴	募穴	下合穴	八会穴	八脉交会穴
	井穴	荥穴	输穴	经穴	合穴								
手太阴肺经（属金）	少商	鱼际	太渊（母穴）	经渠	尺泽（子穴）	太渊	列缺	孔最	肺俞	中府（肺）	—	太渊（脉）	列缺（任）
手阳明大肠经（属金）	商阳	二间	三间	阳溪	曲池	合谷	偏历	温溜	大肠俞	天枢	上巨虚（胃）	—	—
手厥阴心包经（属火）	中冲（夏母、冬子）	劳宫（夏本）	大陵（夏子）	间使（冬母）	曲泽（冬本）	大陵	内关	郄门	厥阴俞	膻中（任）	—	膻中（气）	内关（阴维）
手少阳三焦经（属火）	关冲（冬母）	液门（冬本）	中渚（冬子、夏母）	支沟（夏本）	天井（夏子）	阳池	外关	会宗	三焦俞	石门	委阳（膀胱）	—	外关（阳维）
手少阴心经（属火）	少冲（母穴）	少府	神门（子穴）	灵道	少海	神门	通里	阴郄	心俞	巨阙（任）	—	—	—
手太阳小肠经（属火）	少泽	前谷（母穴）	后溪（母穴）	阳谷	小海（子穴）	腕骨	支正	养老	小肠俞	关元（任）	下巨虚（胃）	—	后溪（督）
足厥阴肝经（属木）	大敦	行间（子穴）	太冲	中封	曲泉（母穴）	太冲	蠡沟	中都	肝俞	期门（肝）	—	章门（脏）	—
足少阳胆经（属木）	足窍阴	侠溪（母穴）	足临泣（子穴）	阳辅（子穴）	阳陵泉	丘墟	光明	外丘	胆俞	日月（胆）	阳陵泉	阳陵泉（筋）悬钟（髓）	足临泣（带）
足太阴脾经（属土）	隐白	大都	太白	商丘	阴陵泉	太白	公孙	地机	脾俞	章门（肝）	—	—	公孙（冲）
足阳明胃经（属土）	历兑（子穴）	内庭	陷谷	解溪（母穴）	足三里	冲阳	丰隆	梁丘	胃俞	中脘	足三里	中脘（腑）（任）	—
足少阴肾经（属水）	涌泉（子穴）	然谷	太溪	复溜（母穴）	阴谷	太溪	大钟	水泉	肾俞	京门	—	—	照海（阴跷）
足太阳膀胱经（属水）	至阴（母穴）	足通谷	束骨（子穴）	昆仑	委中	京骨	飞扬	金门	膀胱俞	中极	委中	大杼（骨）膈俞（血）	申脉（阳跷）

等影响而呈现一定的规律。根据这种规律，选择适当时间干预调理健康问题，可以获得事半功倍的效果。因此提出"因时施治""按时针灸""按时给药"等干预原则。子午流注是在阴阳五行、辨证循经综合统一的前提下，依据经脉气血受自然界影响盛衰变化规律而制定的按时取穴的一种具体操作方法（图7-15）。

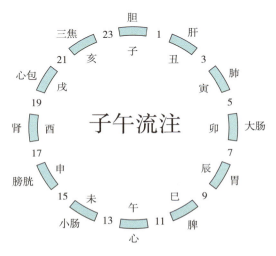

图7-15　子午流注图示

数字课程学习……

🖥 案例分享　　　💻 拓展阅读

第八章

健康调理师岗位素养与职责

一、健康调理师守则

（一）坚持以人为本，给予服务对象充分尊重

重视与服务对象的沟通和宣导。以服务对象可以理解的语言或方式进行交流，并尽可能回答服务对象提出的问题。不以不实的宣传或不正当的手段误导、吸引服务对象。

耐心倾听服务对象陈述，建立相互尊重的合作关系。尊重服务对象的合理要求和选择，尊重其接受或拒绝任何调理建议的权利。不因年龄、性别、婚姻状况、政治关系、种族、宗教信仰、国籍、身体或精神状况、性取向或经济情况等歧视服务对象。

为服务对象保守秘密，避免在公共场合讨论涉及服务对象隐私或有身份识别意义的信息。

（二）敬畏生命，给予服务对象恰当的关怀与照顾

选择适宜的调理手段，避免给服务对象带来身心损害。不以所掌握的医学知识和专业技术危害服务对象或置服务对象于不必要的风险处境。拒绝参与或支持违背人道主义的行为。

应重视检查和调理前的知情同意告知环节，不流于形式或将其视为负担。在临床实践、教学、研究、管理或宣传中，应时刻关注可能威胁服务对象安全的危险因素，并积极向管理者提出危险预警和改进建议。

（三）树立终身学习理念，不断提高专业知识和技能

以《黄帝内经》为核心，继承传统中医理论精髓，坚持以人体系

统理论为指导，用系统思维、开放思维、创新思维方式，借助现代仪器设备，从宏观健康层面探索"治未病、调慢病、抗衰老"的新路径。

正确评价自己的工作能力，积极与同事商讨或寻求帮助，以求制订合理的调理方案。公正、客观评价同行的品格和能力，主动与同行相互学习和交流，并将自己掌握的知识与经验无私地分享给其他健康调理师。

（四）锐意进取，承担起人类健康守护者的社会责任

深刻领悟团体、社会和环境对服务对象个人健康方面的重要影响，努力成为公众健康生活方式的倡导者、健康知识的传播者、公众健康危险的警示者。

（五）主动践行健康生活理念

主动维护职业荣誉与尊严，积极锻炼身体，提升文化品位与修养，言谈举止大方得体，穿着打扮整洁不张扬，时刻保持良好的执业状态。

二、健康调理服务指南

在提供健康调理服务之前，调理师应主动向服务对象告知以下内容，并在达成共识的前提下，签订《健康调理知情同意书》。

（一）服务性质

现代中医健康调理是依据《黄帝内经》传统中医理论，遵循系统科学思想方法，利用现代中医健康调理设备，通过非对抗疗法解决人

体系统失衡问题，以达到提高和改善机体健康状态的非医疗保健服务。

（二）服务内容

现代中医健康调理中心应用自主创新的综合集成医学非对抗技术（现代中医健康调理技术），为服务对象提供保健和治未病服务。该服务不是直接针对服务对象的疾病采取治疗手段，而是通过对人体穴位、经络和脏腑的系统调理，达到扶正祛邪，阴平阳秘，改善健康状态之目的。

（三）技术特点

现代中医健康调理技术是一项经十余年实践研究证实的技术，具有安全、有效、无毒、无害、无创伤、无污染等特点，是中医非药物方法。

（四）设备应用

现代中医健康调理中心使用的健康调理设备，是植入创新技术和理念的 STORZ 气压弹道式冲击波（又称发散式压力波）设备。该设备通过了 CE、FDA 和国家食品药品监督管理总局认证。

（五）效果评估

现代中医健康调理中心评估健康调理的效果，主要是在人体系统论和整体健康观指导下，依据服务对象身体的功能态、生活质量和心理感受做出的，常规的理化检查及影像学数据可作为中长期对照数据，而非评估金标准。

（六）健康医案

为满足健康调理需要所整理收集的服务档案，称为健康医案。建立健康医案是开展健康服务的基本要求，服务对象须根据要求积极主动配合，如实详细回答健康医案所涉及的内容。对患有传染性疾病或有暂时不宜进行健康调理者，谢绝提供健康调理服务。

（七）调理预期

调理人体系统失衡应用的健康调理方案是个性化方案。调理的过程和周期会因人体系统失衡程度的不同而有所不同。服务对象应充分认识个体间的生理和心理差异及健康状况的不同，客观认识和评价自身的健康状况，做出合理的调理预期。服务对象有权随时终止调理服务。

（八）身体感受

在调理过程中，服务对象需承受因自体经络不通而产生的酸、麻、胀、痛等不适感，其程度因人而异，但会随着调理的进程逐步减轻。调理后如出现口渴、疲劳、嗜睡等现象属正常反应，应加强休息，以缓解不适症状。

（九）伴发症状

在接受穴位、经络和脏腑的调理后，服务对象的皮肤有时会出现出痧、瘀斑等现象，这些都是调理后的正常反应，随机体自愈可自行消退，不必过于担心。

（十）心理辅导

心理因素在人体系统失衡中扮演着极为重要的角色。调理前需加强对服务对象及家人的心理疏导，使服务对象及家人树立正确的健康观念，遵循健康调理理念，保持积极向上的心理状态，努力排除一切消极因素的干扰，提升健康调理效果，达到身心合一的健康平衡状态。

（十一）隐私保护

调理师应主动向服务对象说明隐私保护原则。如因学术研究需使用其健康调理的影像资料时，必须征得服务对象本人或家人的同意。

（十二）职业道德

调理师应主动维护自身的职业尊严，要对所有服务对象一视同仁，不接受任何礼金或礼品，共同构建高尚的人际关系，营造和谐的健康服务环境。

三、健康调理师工作流程

（一）调理前

1. 查阅健康医案　充分了解服务对象身体状况，分析当日调理方案及调理重点。

2. 房间准备　完成必要环境检查，如设备是否正常，室内通风情况，室温是否合适，检查备品耗材是否充足。

（二）调理中

1. 问询服务对象当天起居状况，测量必要的体征，如血压、体温、心率及特定的肢体活动角度并做记录。

2. 依据调理方案设定设备参数，选择正确的探头。

3. 告知服务对象当日调理部位，将调理床调整到适宜的高度，嘱服务对象更衣，如服务对象更衣有困难，应在征得服务对象同意后给予帮助；可自行更衣者在更衣时调理师可适当回避。

4. 服务对象平卧或俯卧后，及时用毛巾毯覆盖暴露部位以保持体温；根据调理需求将调理床调整到合适高度。

5. 将温度适宜的耦合剂准确地涂至调理经络或穴位，开始调理；一条经络调理结束时，先擦拭探头并妥善放置，再将服务对象身上的耦合剂擦拭干净。

6. 在调理过程中，随时与服务对象沟通，注意观察服务对象的反应，确保服务对象状态良好，若有异常及时与上级沟通，确保调理准确、安全、有效。

（三）调理后

1. 调整调理床到适宜高度，将服务对象扶起，稍坐片刻并嘱其下床时注意安全；准备温水供服务对象饮用，体能消耗较大者可饮用蜂蜜水或糖水；嘱咐服务对象调理后注意事项（如 4～5 h 后可洗浴，4～5 h 内不接触冷水，充分休息，不可过度劳累等）及可能会出现的一些身体症状。

2. 询问服务对象的感受，再次测量必要的体征参数并记录，请服务对象签字确认。

3. 用酒精棉球擦拭探头，清洁仪器，丢弃一次性耗材。

4. 整理房间　检查备品数量，妥善放置测量工具如血压计等，进行必要的清洁。

5. 健康医案、影像资料录入，进行前后对比及必要的小结，签字归档。

四、医案书写规范

（一）基本资料

基本资料包括姓名、性别、年龄、民族、婚姻状况、出生地、职业、来院时间、记录时间、病史陈述者。

（二）主诉

主诉指服务对象目前的身体状况，围绕亟待解决的问题进行详细描述，按时间顺序书写。内容包括发生状况的时间，外部环境，主要症状特点及其发展变化情况，伴随症状，是否有就医经历，诊疗经过及结果，睡眠、饮食及二便情况，以及其他相关信息。找出服务对象叙述的重点，形成简要并有明确时间关系和逻辑关系的文字。

（三）既往史

既往史指服务对象过去的健康和患病情况。内容包括既往一般健康状况、疾病史、传染病史、预防接种史、手术外伤史、输血史、食物或药物过敏史等，以及个人本次来调理之前，曾在医疗机构做过的疾病诊断或健康体检的结论等。要求重点突出，文字简明扼要。

（四）个人史、婚育史、月经史、家族史

1. 个人史　　出生地及长期居留地，生活习惯及有无烟、酒等嗜好，职业与工作条件及有无工业毒物、粉尘、放射性物质接触史。

2. 婚育史、月经史　　婚姻状况、结婚年龄、配偶健康状况、有无子女等。女性患者记录经带胎产史，初潮年龄、月经周期、持续天

数、末次月经时间（或闭经年龄）、经量、经色、痛经及生育等情况。

3. 家族史　父母、兄弟、姐妹健康状况，有无与患者类似疾病，有无家族遗传倾向的疾病。要求记录简单明了，有针对性、有重点。

（五）辅助检查

主要收集服务对象近期在医疗机构做的相关影像、检验等医学报告。最好用原件，并有调理前后的辅助检查报告做对照。

（六）辨证分析

遵循综合集成医学理论，参照各类辅助检查资料，结合服务对象自诉及基本状况检查，对服务对象的健康状态进行定性（问题）分析和定量（程度）评估，找出影响健康的主要因素。

（七）调理方案

根据评估结果，制订以现代中医压力波技术为核心的调理方案。方案包括选择的设备及型号，调理的部位、经络、穴位，选择的探头，使用的能量范围，每个调理部位的脉冲次数，调理疗程及周期或频率。

（八）调理记录

调理记录指每次调理的记录。包括服务对象当次调理前、中、后的自我感受和健康状态变化，主要健康问题的解决效果，调理方案的实施和调整情况，当次调理效果，调理期间的辅助检查报告等。

（九）调理小结

调理小结指阶段性调理结束后的总结。包含服务对象来诊时的健康评估，调理的起始时间，采取的调理方案，调理的过程中、调理前后的主要健康状态及变化，针对服务对象调理前后身体结构、功能、情绪等健康问题进行对比，如实记录已显著改善或完全康复的问题，指出尚在恢复状态的问题，提示未来需要关注或可能出现的问题（如有医疗机构辅助检查资料需进行数据比较），给出合理的健康保健建议。要求文字简明扼要，前后呼应，逻辑关系清楚。

五、设备使用与维护

良好的调理效果离不开设备的正确使用及规范的设备维护程序。现代中医健康调理设备的维护分为日常维护、周维护及月维护。其中日常维护、周维护指常规使用之后的常规设备维护，每位调理师必须掌握。月维护应由维修工程师完成，若没有工程师，须经进一步培训及配备专用工具才能完成。以下以 MP200 为例讲解使用保养流程。

（一）仪器操作流程

1. 开机 接通仪器电源，确认电源指示灯已亮。打开仪器电源开关。MP50、MP100 为一体机，只需接通仪器背部电源开关，屏幕点亮即可；MP200 为分体机，开机顺序为先开主机，再开压缩机，屏幕点亮，压缩机启动，关机顺序相反。根据不同机型的使用方法，消除闪烁参数，待机。

2. 工作前常规检查 将枪柄的连接线与主机相连，注意连接端口的红色标记必须与主机的红色标记对齐，水平推入，避免破坏气路上密封圈及电路插针。

在不安装枪身的前提下，选择 0.2 MPa（2 Bar）、10 Hz、50 PLUS 参数，按动触发开关，检查仪器工作状态是否正常。在正常情况下，枪柄内会发出有节律的"突突"声，声音大小平稳，间隔均匀。

肉眼检查子弹光洁度，要求子弹两端光滑，无污垢，子弹柱状面纹路中无灰尘等杂质；手持枪身使枪管对着窗口或灯光，肉眼检测枪管内壁光洁程度，应无明显划痕、杂质附着。如枪管内有少许杂质，先用专用毛刷轻刷（毛刷使用前需先用手整理毛刷并抖落上面可能存在的灰尘），清理时动作轻柔，直线运动与螺旋运动同时进行，然后不安装子弹，借用压缩气体冲掉灰尘。

将子弹送入枪管内，用示指堵住枪管尾部，并来回颠倒枪身，使子弹在枪管中来回滑动，要求子弹在滑动过程中往复顺畅，无卡顿现象。

将检查好的枪身及子弹安装在枪柄上，并安装调理所需的换能器，选择适当的参数，再次试枪。此次，枪体应发出"嗒嗒"声，声音间隔均匀，强度一致。

注意：安装换能器时要注意保护塑料连接件上的螺纹。在确认螺纹接合面平稳接触后，方可快速旋紧，切不可用蛮力安装。

如上述过程有异常，应进行维护，与工程技术人员沟通，不可强行使用仪器。

3. 开始调理工作　根据调理方案进行调理工作。工作中除要关注调理者状态外，还要关注手柄和枪身的工作状态。

4. 单次调理结束后的常规维护流程　一次调理任务结束后，将使用过的换能器用医用酒精消毒并干燥。对换能器表面及柱状面上的胶圈进行清洁，清除残留耦合剂并擦拭干净。

取下枪身及子弹，妥善保存，对仪器进行简易维护。在沿海地区或潮湿季节，此流程必须严格执行，以保证下一次调理的正常进行。

（二）日维护流程

1. 结束一天调理工作后，取下枪身。先参照仪器操作流程 2 进行工作前常规检查，然后擦拭枪身两端螺纹处，留意螺纹基部 O 形胶圈状态，妥善保管枪身及子弹。

2. 将仪器参数设置为 0.3~0.5 MPa（3~5 Bar）、10 Hz、100 PLUS，按动枪柄触发开关，同时用棉签不停触碰枪柄内出气口，可能会出现很多水汽或黑色杂质，该操作可进行 2~3 次，至水汽或黑色杂质消失。如杂质仍然很多，枪柄需送修。

3. 排空压缩机　在主机后部找到半透明压缩气体输入管路，右手握紧管路，左手按压管路与主机接口处止锁按钮，向外轻拉，弹出管路，检查管路端口处 O 形胶圈是否完好。因管路中有压缩气体，弹出时需注意安全（针对 MP200 型设备）。

右手手掌握住压缩管路，拇指按住金属管路接口处，不要完全阻塞出气端口，左手取纸巾靠近出气端口后，右手拇指垂直端口用力向下按压，会有水汽喷出，该过程可排出压缩机内残留气体。待无气体喷出时，右手拇指放松，按动枪柄触发开关，压缩机再次工作，此时，再次用右手拇指间歇地按压压缩管路出气端口，排出压缩机内残留水汽。此操作可进行 2~3 次。

结束压缩机排气后，将压缩管路复位。右手握紧管路，左手按下管路与主机接口处止锁按钮，将管路水平送入主机，避免损伤 O 形胶圈。关闭压缩机电源。

4. 关闭压缩机　再次按动枪柄触发开关，排出残留在主机内的少许气体。记录仪器工作总数（在 HT 上）及探头使用情况，关主机。从电源插排上取下仪器电源线。

5. 整理清洁　将机器表面、电源线、手柄线、台车线、床擦拭干净。

6. 填表　填写设备保养登记表。

7. 结束　设备维护完成后，所有物品归还，整理房间，关灯、关窗、关门。

（三）周维护流程

周维护是在设备工作一周后进行的维护。

所需器材：L 形内六角扳手，超声清洗机，专用毛刷。

维护流程：进行枪管、子弹的深度清洁。

在枪身尾端枪管露出部位有一小孔，借助 L 形内六角扳手，将枪管从枪身中取出。注意：在取出枪管的过程中，用力需轻柔，旋转着向外拉出枪管，避免用力过度造成小孔变形，影响子弹悬浮通道。

在超声清洗机内加入适量中性清洁剂并注水到标准位置，将枪管及子弹放入超声清洗机内清洗 5 min。取出枪管及子弹，用清水冲洗干净并干燥。

检查枪身两端及所有换能器上的 O 形胶圈，观察其是否有开裂、变形。若有需更换。最后书写周维护流程记录。

（四）月维护

月维护需工程师完成，包括对枪柄的内部维护、管路泄漏检查、压缩机的检查等。

参考文献

郑重声明

高等教育出版社依法对本书享有专有出版权。任何未经许可的复制、销售行为均违反《中华人民共和国著作权法》,其行为人将承担相应的民事责任和行政责任;构成犯罪的,将被依法追究刑事责任。为了维护市场秩序,保护读者的合法权益,避免读者误用盗版书造成不良后果,我社将配合行政执法部门和司法机关对违法犯罪的单位和个人进行严厉打击。社会各界人士如发现上述侵权行为,希望及时举报,我社将奖励举报有功人员。

反盗版举报电话　　(010)58581999　58582371
反盗版举报邮箱　　dd@hep.com.cn
通信地址　　北京市西城区德外大街4号　高等教育出版社法律事务部
邮政编码　　100120

读者意见反馈

为收集对教材的意见建议,进一步完善教材编写并做好服务工作,读者可将对本教材的意见建议通过如下渠道反馈至我社。

咨询电话　　400-810-0598
反馈邮箱　　gjdzfwb@pub.hep.cn
通信地址　　北京市朝阳区惠新东街4号富盛大厦1座　高等教育出版社总编辑办公室
邮政编码　　100029

防伪查询说明

用户购书后刮开封底防伪涂层,使用手机微信等软件扫描二维码,会跳转至防伪查询网页,获得所购图书详细信息。

防伪客服电话　　(010)58582300